AF346969

RAPPORT

SUR LES EAUX

DE

Karlsbad et de Vichy

PRÉSENTÉ A L'ACADÉMIE DE MÉDECINE

PAR

Gaston PARTURIER

INTERNE DES HOPITAUX

avec une préface de M. le Professeur GILBERT

Membre de l'Académie de Médecine

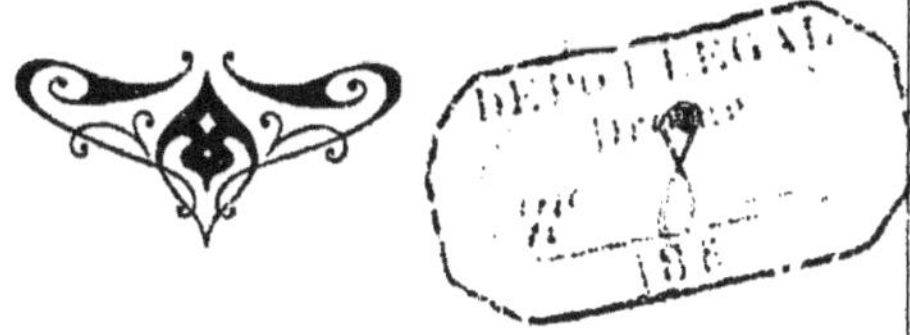

VALENCE ET PARIS

IMPRIMERIE TYPOGRAPHIQUE JULES CÉAS & FILS

1909

RAPPORT

SUR LES EAUX

DE

Karlsbad et de Vichy

PRÉSENTÉ A L'ACADÉMIE DE MÉDECINE

PAR

Gaston PARTURIER

Interne des Hôpitaux

VALENCE ET PARIS

IMPRIMERIE TYPOGRAPHIQUE JULES CÉAS & FILS

—

1908

A Son Excellence

Monsieur Henry WHITE
Ambassadeur des Etats-Unis

Ce modeste travail est dédié
en souvenir des heures charmantes
passées à Karlsbad.

PRÉFACE

A une époque où se généralise en médecine, avec l'emploi des agents physiques, celui de toutes les forces de la nature, l'étude consciencieuse d'une eau minérale, solution médicamenteuse naturelle, utilisée pour des pratiques externes aussi bien que pour l'usage interne, semble d'un intérêt tout particulier et vient bien en son temps et à son heure.

Elle apparaît plus instructive encore, elle s'enrichit d'enseignements précieux à la fois pour les malades, les médecins et les villes d'eaux elles-mêmes, si elle met en parallèle deux stations hydrominérales que fréquentent des malades atteints des mêmes affections.

Mon élève, M. Parturier, chargé par l'Académie de médecine d'établir, dans la mesure du possible, la ligne de partage entre les indications de Vichy et celles de Karlsbad, n'a négligé aucun élément d'information.

Après avoir trouvé dans la constitution géologique du sol, l'explication de la nature des eaux, après avoir observé leur action sur l'organisme humain, il étudie systématiquement l'usage thérapeutique auquel de longs tâtonnements les firent s'adapter.

Dans une enquête minutieuse et méthodique, contrôlant des renseignements le plus souvent, contradictoires, par la constatation personnelle des faits, il recherche les causes qui ont présidé dans ces dernières années au développement de la station autrichienne.

Tout en rendant hommage aux qualités des eaux de Karlsbad, il laisse voir le rôle que dans leur succès à joué l'organisation administrative des villes d'eaux de Bohême ; aucune mesure n'y est prise qui n'ait en vue le bien-être, la tranquillité, la sécurité du curiste ; aucune n'est négligée qui soit susceptible de concourir à ce résultat.

La lecture du rapport que M. Parturier présente à l'Académie sur sa mission, fera connaître aussi les ressources incomparables du sol français.

On pourrait dire de Vichy, qu'il est un monde thermal où la multiplicité des sources offre une gamme extrêmement étendue : d'abord et surtout quant à leur température (15° aux Célestins — 60° à la source du Dôme), mais aussi dans une certaine mesure, quant à leur composition chimique, puisque à l'élément prédominant, le bicarbonate de soude, s'ajoute : tantôt l'arseniate de soude dont la proportion atteint jusqu'à 0,003 milligrammes (source Mesdames), tantôt le fer, tantôt l'hydrogène sulfuré (source Chomel).

Et cette variété des eaux de Vichy explique dans le passé les erreurs thérapeutiques commises, comme elle justifie dans l'avenir les vues ceux de qui prédisent à Vichy un développement toujours croissant.

Ce développement s'accusera davantage quand des dispositions législatives nouvelles auront donné au " Vichy-Thermal ". comme d'ailleurs à toutes les stations françaises, les moyens d'action qui ont si grandement favorisé l'essor des villes d'eaux étrangères.

Les résultats fournis par cette méthode de comparaison nous paraissent dès maintenant si intéressants que nous considérons ce rapport, sur Karlsbad et Vichy, comme le début d'une longue série d'études analogues portant sur l'ensemble des eaux minérales françaises et étrangères.

Elles serviront de base au *Traité d'Hydrologie comparée des villes d'eaux françaises avec leurs similaires de l'étranger*, dont j'ai dressé le plan avec mon élève Parturier et où les stations seront groupées d'après leurs principales indications thérapeutiques.

Ainsi apparaîtront avec plus de relief les mérites des stations thermales mises en parallèle, ainsi se trouveront précisés aussi les perfectionnements dont chacune d'elles est susceptible.

A. GILBERT,

Professeur de Thérapeutique à la Faculté,
Membre de l'Académie de Médecine.

AVANT-PROPOS

Au début de ce rapport, nous éprouvons le besoin de remercier Messieurs les membres de la Commission des Eaux minérales à l'Académie et particulièrement notre maître, M. le professeur Gilbert.

Pour bien remplir l'importante mission qu'ils nous avaient confiée, d'étudier comparativement les eaux de Karlsbad et de Vichy, il eût certainement fallu une expérience, une science et un talent plus dignes d'un pareil objet.

Nous n'avons du moins ménagé ni notre temps ni nos efforts, et nous devons dire que dans les deux stations, la bienveillance et même la sympathie ont grandement facilité notre tâche.

Le conseil municipal, MM. les ingénieurs et les médecins de Karlsbad, dont les opinions et les travaux nous ont servi de guide, ne négligèrent rien pour nous renseigner sur leur ville et sur ses eaux.

Nous aurons souvent l'occasion de citer les noms de MM. les docteurs Schumann-Leclercq, Hermann, directeur du Frendenshopital, Hassewicks, Engel, Salz, Ganz, Lebovici, Tyrnauer, Kraüs.

A Vichy, la Compagnie fermière nous fit un accueil également aimable.

Comme à Karlsbad, un grand nombre de médecins voulurent bien nous communiquer leurs idées, leurs observations et leurs travaux.

Nos remerciements s'adressent tout particulièrement à MM. Lambert et Raymond, à M. Cornillon. Le docteur Willemin, en voulant bien nous guider dans l'étude de Vichy, nous fit connaître et admirer cette belle station thermale et nous inspira les parties les plus importantes de notre étude.

CHAPITRE I

DESCRIPTION

KARLSBAD

Le soleil déclinait sur la chasse du roi Charles IV.

La meute entourait déjà le cerf aux abois.

Soudain, il rassemble ses forces et, d'un bond formidable, franchit le ruisseau écumant qui coulait au fond du ravin.

Les chiens se précipitent à sa suite et se jettent à la nage ; aussitôt éclatent des hurlements de douleur ; l'eau était brûlante, c'était celle du Sprudel.

Telle est la légende qu'on peut lire, inscrite en couleurs éclatantes sur le grand escalier du Kaiserbad.

La gorge sauvage de la Tépel a donné naissance à une élégante ville d'eaux. Sur les flancs escarpés des montagnes qui la bordent, des maisons, des hôtels s'étagent en lignes parallèles, suivant les courbes de la rivière.

Un peu étranglée, au niveau des sources : du Sprudel, sur la rive droite, du Markt et du Schlosbrunnen sur la rive gauche, la vallée s'élargit vers le sud.

C'est là qu'à la hauteur des dernières maisons s'élève le monument pompeux du Kaiserbad. Derrière lui, la ville cesse. C'est la campagne, ou plutôt un parc très soigné, avec les agréables stations du Posthof et du Kaiserparck qui acheminent vers le terrain de tennis et de golf. A droite et à gauche, des chemins à pentes variées invitent à s'enfoncer sous les ombrages, et l'air frais du matin mêle aux parfums de la forêt des senteurs élégantes.

Aujourd'hui l'installation des curistes à Karlsbad est assez particulière ; ils passent les premières 24 heures dans l'un des nombreux hôtels dont les omnibus attendent les voyageurs à la gare, et leur premier soin doit être de chercher un logis, car toutes les fonctions sont scindées, et celle de donner le gîte est absolument distincte de celle de donner le souper.

Un contrat est donc passé entre le logeur et le curiste, qui indique la durée de son séjour et remplit une feuille administrative chargée de questions nombreuses et précises sur la situation de chacun.

C'est d'après l'importance de son loyer que le voyageur sera taxé ; impôt sur le revenu en miniature qui fonctionne admirablement à Karlsbad.

Le malade a vu un médecin qui lui a indiqué le traitement à suivre.

Il commence la cure. Il faut être matinal à Karlsbad. Six heures marquent le lever des paresseux ; armé du verre en cristal qu'il porte en bandoulière, le curiste se dirige vers les sources.

Déjà la foule encombre les colonnades. Pour éviter le désordre, des agents de police invitent les arrivants à se placer à la suite des premiers venus ; ainsi se dessine une longue file plusieurs fois recourbée.

Après quelques minutes, quelquefois au Mülhbrunnem plus d'un quart d'heure d'attente, on arrive devant la dépression où l'eau minérale jaillit d'une conduite métallique sans robinet.

Des jeunes filles de main en main se passent le verre, la dernière le remplit et le rend à une seconde série de mädchen étagées sur l'escalier opposé.

Le curiste, en buvant la première gorgée, consulte l'horloge. Il devra mettre 15 minutes à absorber entièrement les 210 grammes d'eau. Quelques jours plus tard, une accoutumance progressive aura permis l'eau du Sprudel.

Il jaillit sur la rive opposée de la Tepel, sous une colonnade de fer assez analogue à une serre de grande dimension.

On doit fendre la foule pour s'approcher de la source. Un flot de vapeur l'indique de loin. Bientôt apparaît au-dessus du rideau des buveurs les plus proches, l'eau bouillonnante qui, de minute en minute, comme le jaillissement d'une artère colossale, s'élève en une gerbe élégante.

Autour de sa vasque, des jeunes filles se tiennent toutes vêtues de caoutchouc pour éviter les éclaboussures de la source ; la tête protégée d'une sorte de casquette, la taille serrée d'une jupe imperméable, elles ont les mains libres sous le camail qui leur descend jusqu'aux coudes.

Les unes reçoivent les verres qu'on leur présente et que les autres offrent au Sprudel à l'extrémité d'un long bâton terminé en entonnoir.

C'est à petites gorgées et en marchant qu'on boit généralement l'eau de Karlsbad, et sous la colonnade du Sprudel, les buveurs s'avancent en rangs serrés, tous dans le même sens " Rechtsgehen " et presque du même pas rythmé par l'orchestre.

Et le recueillement de cette foule progressant d'un pas grave et presque solennel, les sons de la musique, tout cet appareil et cet ordre font penser à quelque rite étrange rendu à une divinité inconnue, celle de la source gardée par les donneuses d'eau comme par des vestales.

On met un quart d'heure à prendre les 210 grammes que contient le verre de Karlsbad ; avant de commencer le deuxième, il faut attendre une demi-heure, qu'on emploie à causer ou à se promener.

C'est une heure seulement après le dernier verre (et l'on en prend généralement trois) qu'on peut commencer le petit déjeuner, l'un des charmes de Karlsbad.

Chaque curiste se procure lui-même son pain, qu'il peut trouver dans l'une des nombreuses boulangeries de l'Alte Wiese, et on le voit bientôt, son verre encore en bandoulière, avec à la main un sac de papier rose ou rouge contenant ses provisions, s'acheminer par le Gœthe-Weg vers les ombrages du Kaiserparck. Il suit ainsi le long de la Tépel une promenade ravissante, laissant derrière lui les maisons de Karlsbad, encore baignées de la buée du matin.

Le promeneur fatigué peut s'arrêter à la restauration du Posthof ou prendre l'omnibus jusqu'à celle du Kaiserparck.

Partout il est accueilli par les vœux de santé des mädchen qui, le régime une fois connu, le serviront chaque fois spontanément et si le temps est frais on vient offrir au curiste un châle épais pour ses épaules.

Après s'être attardé à admirer les pentes verdoyantes des collines, il se lève pour la promenade. Si l'état de son cœur ou ses forces lui font désirer la marche en terrain plat, il remontera encore le cours de la rivière pour le redescendre ensuite sur l'autre bord.

S'il cherche au contraire l'effort musculaire qui active les combustions organiques, il s'engage dans les pentes raides de Stéphenie-Warte, sur la rive droite, pour découvrir du sommet un panorama splendide sur Karlsbad, la vallée de l'Eger et la frontière de Saxe.

Plus séduisantes et plus fréquentées aussi sont les pentes qui s'élèvent sur la rive gauche de la Tepel. Les allées, soigneusement entretenues, rappellent celles d'un jardin particulier, tandis que les arbres, d'essences variées, donnent au paysage un aspect plus riant que le feuillage sévère des sapins, prédominant sur la rive droite. De place en place, les branches s'écartent, ménageant une trouée par où le regard descend jusqu'au fond de la vallée. Karlsbad apparaît encore, avec ses maisons aux toits pointus et dominées par les deux tours à coupoles de l'église catholique.

Ou bien la perspective s'étend jusqu'aux pelouses immenses tranformées en terrain de golf, ou enfin vers l'ouest, au-delà de la vallée industrieuse de l'Eger, la chaîne de montagnes de Saxe. Ces hauteurs peuvent faire redouter la fatigue ; aussi, des promenades plus douces ont-elles été tracées. Elles n'amènent que graduellement, par des pentes insensibles (le chemin paresseux) sur le flanc des collines dont nous suivions tout à l'heure la crête.

Tous ces chemins ramènent le curiste à Karlsbad, où, de 10 heure' à midi, chaque curiste prend le traitement externe (bain ou massage) qui lui a été prescrit.

C'est vers 1 heure qu'a lieu le repas principal. Quel que soit le restaurant où l'on entre, on y dîne par petites tables.

La carte n'offre d'ailleurs que des mets simples, cuisine un peu fade peut-être, mais cuisine de malade.

Il importe au curiste de manger lentement. Indépendamment du service dans lequel les maîtres d'hôtels évitent d'ailleurs toute hâte, un orchestre, le plus souvent d'excellents musiciens, se charge au déjeuner, comme au dîner, de bercer l'impatience du malade ; ou bien, le soir, de certaines terrasses, il laisse errer, tout en dînant, son regard charmé sur les collines vertes de sapins et les pentes qui descendent vers la Tepel, tandis que le soleil s'incline sur les montagnes de Bohême, illuminant les crêtes de ses derniers rayons.

Dans l'intervalle des deux principaux repas, le curiste a pu reprendre ses promenades, au terme desquelles il peut revenir, vers 5 heures, se reposer sous les ombrages de Posthof, où la Kurkapelle exécute des concerts classiques.

La musique trouble seule l'atmosphère du calme qui enveloppe Karlsbad. Elle accompagne pour ainsi dire le malade à tous les instants de sa cure. Quand le dernier accord a marqué la fin du dîner, il est de règle d'aller sur l'Alte Wiese; c'est la rue élégante, et vers 9 heures du soir, une foule serrée, sortant des restaurants, s'écoule paresseusement dans un flot de lumière entre les magasins où étincellent les bijoux de Vienne et les cristaux colorés de Bohême. Du reste, on s'attarde peu, avant 10 heures il faut être couché. Tout s'endort; les restaurants ferment, les lumières s'éteignent, la ville est déserte et silencieuse, livrée maintenant aux arroseurs. C'est la seule rencontre que peut faire le curiste attardé et souvent obligé de s'avancer dans des rues complètement inondées.

Rien ne vient troubler le sommeil du curiste, tout bruit étant soigneusement évité, à l'intérieur des maisons, comme prohibé dans la rue.

VICHY

Au contraire de Karlsbad, encaissé dans une vallée étroite et profonde, Vichy s'étale au milieu d'une plaine dont quelques vagues ondulations, premiers contreforts des monts d'Auvergne et du Forez, font une vaste cuvette à fond plat, à bords peu accusés.

Tout entière enserrée dans un coude de l'Allier, elle a pour centre avec les sources, l'Etablissement thermal.

Sous sa coupole de céramique bleue et jaune, il déploie ses ailes blanches à deux rangs de fenêtres, tandis qu'en arrière s'élèvent comme deux pylones gigantesques les réservoirs où s'accumule pour les bains, l'eau venue des sources.

Devant lui s'étend une vaste promenade plantée de platanes : c'est l'Ancien Parc aux deux extrémités duquel jaillissent les eaux chaudes. La source la plus éloignée de l'Etablissement est celle de l'Hôpital. Elle sort à gros bouillons sous une cloche de cristal qui la préserve des impuretés de l'air puis se déverse en six conduites qui l'amènent aux robinets extérieurs. Autour d'elle une grille de fer porte les verres innombrables que les buveurs laissent à la source dans l'intervalle des prises.

A l'autre extrémité du parc, tout en face de l'Etablissement thermal, la Grande Grille, Mesdames, Lucas,

Chomel, versent leurs eaux sous le toit léger du Palais des Sources.

Au fond de son bassin ovalaire de marbre et de porphyre, la Grande Grille élève son flot rythmé sous la cloche transparente et les donneuses d'eau, portant l'ancien costume national Bourbonnais, rayé bleu et blanc s'animent à passer aux buveurs, les verres remplis des doses prescrites.

Du palais des sources à la source de l'Hôpital des galeries couvertes de chaque côté de l'Ancien Parc offrent au curiste une promenade que la pluie ne saurait troubler.

Mais avant d'atteindre la source de l'Hôpital, on rencontre, opposant sa blanche façade à celle de l'Etablissement le Casino de Vichy.

Sous la véranda qui abrite l'orchestre, les balustrades blanches de la terrasse s'abaissent le long des plans inclinés qui, des jardins, permettent l'accès dans les salons intérieurs, tandis que vers la droite, les toits s'élevant en coupole, et la façade avec ses trois balcons cintrés qui surplombent trois portes monumentales, indiquent l'emplacement du théâtre.

C'est là que, dans la journée, la musique de concerts charmera les loisirs du curiste avant que le soir dans la salle de spectacle, élégante et fraîche, il ne vienne goûter, avec le sourire de Manon, les larmes d'Ophélie ou les invocations de Marguerite, les plus belles notes que l'art a su mettre sur des lèvres humaines.

A quelque distance de Vichy moderne se trouve la

source des Célestins, le cœur de l'ancien Vichy-Thermal. On peut y retrouver une partie intéressante de l'histoire de la station. Comme les couches successives d'un terrain géologique, les témoins immobiles du passé s'étagent sous nos yeux.

Sur le rocher d'aragonite, que les eaux formèrent par leur dépôt, se dressent encore les restes du vieux couvent des Célestins, premiers détenteurs du secret des sources.

Au pied du monastère abandonné, le petit Casino d'autrefois rassembla les élégances des siècles les plus raffinés.

Entre ses colonnes de bois, les persiennes désormais fermées, lui laissent encore un air de mélancolique grandeur.

Le plancher, que foulèrent des pieds chaussés de satin sous l'ampleur des crinolines, s'est effondré à l'ordre des ingénieurs, pour conduire par des galeries tapissées de céramique blanche et par un puits de trente mètres qu'aèrent continuellement des machines puissantes, jusqu'à l'émergence même des eaux; et le resplendissement des murailles souterraines sous l'éclat des lampes électriques, rappelle sans doute, au vieux Casino oublié, les fêtes les plus brillantes qu'il ait jamais connues.

Maintenant comme autrefois, les sources versent leurs eaux limpides et fraîches, et avec le même plaisir qu'y trouvèrent les vieux moines et les élégantes marquises, le curiste moderne aime à voir dans son verre, cette eau claire pétiller comme un champagne bien-faisant.

L'avenue des platanes du Boulevard National sépare seul la source des Célestins du nouveau Parc. Celui-ci étale sur plus de trois kilomètres sa masse de verdure qui semble envelopper toute la partie therm. le de Vichy.

Avec ses larges pelouses encadrées de grands arbres, il offre à chaque détour d'allées, des ensembles harmonieux qui font songer aux paysages de Corot ou de Harpignies.

Et tandis que du côté de la ville, il masque de ses feuillages les villas qui s'alignèrent sur le Chalet de l'Empereur, il ouvre de l'autre côté sur les bords même de l'Allier les allées artistement sinueuses qu'Alphand dessina.

Et c'est ainsi que dans la tiédeur d'un soir d'été, de nombreux baigneurs viennent déboucher sur les rives du fleuve, au-delà duquel le soleil s'abaisse dans un rayonnement de pourpre.

Devant eux, au-dessus de la ligne onduleuse et basse des collines, l'embrasement du ciel marque long-temps encore sa trace et les eaux paisibles de l'Allier le reflètent en une nappe fulgurante dont les teintes violentes s'atténuent au loin en rose et en mauve.

A mesure que la mélancolie du soir descend sur cette campagne enténébrée, des vapeurs blanches s'élèvent et flottent au-dessus du fleuve. Insaisissables dans leurs formes comme dans leurs mouvements, elles évoquent la fée des eaux créatrice des sources qu'un artiste a, sur le rideau du théâtre, délicieusement symbolisée.

La nuit vient encore élargir le fleuve. Les rives semblent s'écarter et s'abaisser à l'infini.

Tandis que l'une disparaît sous l'ombre des arbres, l'autre s'illumine splendidement dans la molle lumière du clair de lune.

Le ciel et le lac de l'Allier semblent se confondre, à peine séparés par la ligne sombre des lointains peupliers dont la silhouette rappelle celle des palmiers du bord du Nil, et plus d'un voyageur, venu rêver sur le bord de la digue, se croit transporté tout à coup dans une belle nuit d'Orient.

**

Ce coup d'œil rapide sur Karlsbad et Vichy montre de combien d'éléments divers chacune d'elles et faite, Pour préciser nos impressions et essayer d'en dégager des conclusions, nous étudierons successivement, après un court historique, l'ensemble des moyens thérapeutiques des deux stations, soit que le sol les fournisse directement (traitement interne : Eaux minérales, les sels qu'on en extrait) soit que l'industrie humaine les ait aménagés (traitement externe : Etablissements, Balnéothérapie).

Nous verrons ensuite leur application à la clinique et les résultats obtenus.

Et c'est ainsi que nous sommes amenés à diviser notre rapport en douze parties :

<table>
<tr><td rowspan="9">RESSOURCES THÉRAPEUTIQUES</td><td rowspan="6">TRAITEMENT
INTERNE</td><td></td><td></td></tr>
</table>

I. **Impressions générales. Description.**

II. **Historique.**

III. **Géologie.**

RESSOURCES THÉRAPEUTIQUES — TRAITEMENT INTERNE :

IV. **Les Sources.**

V. **Physiologie des Eaux prises en boisson.**

VI. **Sels extraits des Eaux, leur physiologie.**

TRAITEMENT EXTERNE :

VII. **Etablissements.**

VIII **Balnéothérapie.**

IX. **Régime et hygiène.**

APPLICATIONS CLINIQUES :

X. **Clinique.**

XI. **Recherches personnelles.**

XII. **Conclusions.**

CHAPITRE II

HISTORIQUE

L'histoire des bains de Karlsbad présente trois périodes :

Ire Période. — La 1re période, ou période de traitement exclusivement externe, correspond à l'époque où une quarantaine de maisons, l'église, l'hôtel de ville, composaient toute la ville de Karlsbad. Seul, le Sprudel était connu, et son eau n'était employée qu'en bains. On les prolongeait jusqu'à macération de la peau. C'était la méthode barbare, appelée « Hautfresskür », qui était également suivie dans la plupart des villes d'eaux, notamment en Suisse, pour les sources chaudes.

IIe Période. — Ce n'est que lorsque Karlsbad devint célèbre, deux siècles plus tard, que l'eau minérale de Karlsbad fut employée à l'intérieur en même temps que pour les bains. Cette seconde période s'étend de 1520 à 1760.

Puis les bains sont abandonnés, l'eau minérale est bue dans des proportions énormes (50 à 60 verres par jour).

On utilise alors le *Sprudel*, le *Mühlbrunn*, le *Gartenbrunn*, appelé plus tard *Thérésienbrunn*, et le *Neübrunn*.

Le premier établissement de bains publics fut construit en 1704, et, en 1748, on ouvrit la première buvette au *Neübrunn*. Après plusieurs transformations, cette buvette est devenue aujourd'hui la Colonnade du *Mühlbrunn*.

Il n'existait qu'une promenade pour le Sprudel, jusqu'en 1827 ; la Colonnade actuelle a remplacé, en 1879, la salle en bois qui avait été établie primitivement.

IIIe Période. — La troisième période de l'histoire des eaux de Karlsbad commence à la fin du siècle dernier (xviiie) ; on peut l'appeler la période rationnelle, qui comprend non seulement l'usage interne et externe des eaux, mais encore un régime approprié à l'état du malade.

Malgré leur célébrité, les eaux de Karlsbad n'avaient jamais été analysées, bien qu'elles fussent connues depuis 441 ans et exportées au loin.

En 1789, le docteur David Becher fit la première analyse chimique ; des chimistes célèbres, tels que Berzélius, Steinmann, Wolf, en firent aussi de nombreuses, et celles qui ont été faites récemment par les professeurs Ludwig et Maetthner, de Vienne, ont donné les mêmes résultats ; s'il existe quelques différences, elles s'expliquent par l'application des méthodes plus nouvelles et plus délicates.

Depuis un siècle que la première analyse a eu lieu, les eaux n'ont jamais varié dans leur qualité.

La température du Sprudel est toujours la même.

Dans cette période, on ne boit plus les eaux de Karlsbad en aussi grande quantité.

Le docteur BECHER y détermina ce qu'il fallait en boire et prescrivit les bains que l'on avait abandonnés.

VICHY

Dans le long passé de Vichy, deux choses semblent particulièrement remarquables.

On y trouve, d'une part, dans de très curieux excès thérapeutiques, l'explication d'opinions célèbres, sur les Eaux de Vichy.

Il semble, d'autre part, qu'à une certaine époque au moins, on eût l'idée de médications qui ne tarderont sans doute pas à revenir en honneur et à être appliquées systématiquement (bains et cataplasmes de boues).

THÉRAPEUTIQUE ANCIENNE

(A) Traitement externe. *1° Boues de Vichy*. — La « Physiologie des Eaux minérales de Vichy en Bourbonnais, 1642 », par Claude MARESCHAL, docteur en médecine de la faculté de Montpellier, contient en effet tout un chapitre (le L) consacré à l'application des boues, qui semblent avoir été à cette époque d'un usage thérapeutique courant.

« La boue des bains, dit Claude MARESCHAL, a mesmes effets que leurs eaux, et partant, propre à toutes les parties qui ont besoin de chaleur et de sécheresse ; elle diffère néanmoins en ce que l'eau, à cause de sa ténuité, ne se peut appliquer et retenir si commodément sur les parties même dans le lit, car comme ses parties sont plus grossières et crasses, elle y est plus facilement retenue. Mais aussi, a-t-elle besoin de véhicule pour lui ayder à pénétrer et à insinuer sa vertu plus avant dans les parties, et c'est à ce subiect qu'ordinairement on luy destrempe et mesles de l'eau-de-vie ou autre essence nervale et propre, tant à pénétrer qu'à fortifier le membre, ou dissiper la cause contenante de son mal et l'estendant comme cataplasme sur linge fort usé et trempé en même liqueur, on l'applique sur les parties, au sortir du bain, voire en tout autre temps et notamment la nuit. Mais comme la pluspart elle est mise sur parties nerveuses, et que non seulement le cheneveu est ennemy du principe des nerfs et fréquemment des nerfs mêmes, mais aussi toutes les parties de sa plante, sans doute l'application des boues, faite avec estoupes, est préjudiciable et vaut mieux les appliques avec linges bien usez et vieux, qui ont perdu par les fréquentes lescives la force naturelle de leur principe, ou bien avec laines qui sont nervales et familières à telles parties affligées. »

Dès cette époque, on accordait donc une certaine importance au traitement externe.

D'ailleurs, les bains de Vichy étaient déjà en honneur.

2° *Bains*. — Voici la description des bains de Vichy en 1642, telle que la donne Claude Mareschal : « A la portée d'une mousquetade de la ville de Vichy, tirant au septentrion, pays sablonneux, sec et découvert, y a deux belles et abondantes sources d'eaux chaudes, de distance l'une de l'autre de 40 pas, et quoiqu'elles viennent d'un même lieu souterrain, l'une néanmoins, de temps immémorial, du côté du levant, a été contenue dans un puits rond, élevé sur terre, de l'hauteur d'un pied, large de 4 pieds dans œuvre (sic), ayant une pierre plate, large, et percée assez étroitement par le fonds, 4 pieds de profond, et rend son eau de la grosseur d'un bras.

« L'autre, de tout temps connue, un petit lac de 20 ou 30 pieds de diamètre, bouillonnant en divers lieux, notamment à fleur de terre, du côté du bâtiment royal, partie occidentale, profond à l'endroit de son plus grand bouillonnement de plus de 50 pieds, obliquement sous ledit bâtiment, jette son eau de la grosseur d'une cuisse.

« Entre ces deux fontaines, le roi a fait construire un petit logis, tourné au midi, contenant deux chambres carrées, de plein pied, pour la commodité des malades, entre lesquelles sont deux galeries, d'une toise de largeur, avec portes par le milieu d'icelles, tant pour aller de l'une à l'autre que pour entrer aux dites chambres, et depuis lesdites portes jusqu'au bout des galeries, sont deux baignoires carrées, profondes de 4 pieds, ayant 8 degrés pour y descendre au milieu, et dans lesquelles baignoires, d'hauteur de 4 pieds 1/2, l'eau coule des fontaines, portée par des canaux conduits par dessous le pavé desdites chambres, qui se vide au besoin par autres ouvertures dans un bain découvert qui est derrière le logis pour la commodité des pauvres, d'où finalement par un autre canal elles sont déchargées contre la rivière d'Allier. »

3 Douches. — La douche même était administrée couramment, comme en témoigne une lettre célèbre de Mme de Sévigné :

« J'ai commencé aujourd'hui la douche; c'est une assez bonne répétition du purgatoire... Représentez-vous un jet d'eau contre quelqu'une de nos pauvres parties, toute la plus bouillante que vous puissiez imaginer. On met d'abord l'alarme partout, pour mettre en mouvement tous les esprits, et puis on s'attache aux jointures qui ont été affligées, mais quand on vient à la nuque du cou, c'est une sorte de feu et de surprise qui ne se peut comprendre ; c'est là cependant le nœud de l'affaire. Il faut tout souffrir et l'on souffre tout, et l'on n'est point brûlée, et l'on se met ensuite dans un lit chaud où l'on sue abondamment, et voilà ce qui guérit. »

(B) Traitement interne. — Quant au traitement interne, il était également énergique et atteignit des proportions assez curieuses.

La fin de la cure était indiquée par un résultat physiologique que décrit Claude MARESCHAL (chap. XXXIV : Combien de jours il faut boire?) :

« Si les malades remarquent que les ayant rendues (les eaux) trois ou quatre jours durant, toutes claires comme ils les ont bues, sans aucun meslange d'excréments en leurs dernières évacuations, ils se peuvent assurer d'avoir suffisamment lavé leurs parties pour ce temps-là et les peuvent quitter. »

Dans ce but, les malades absorbaient des quantités d'eau extrêmement considérables, que Claude Mareschal lui-même trouve exagérées :

« C'est donc superflu et préjudiciable à ceux qui rendent 12 verres avec facilité d'en boire 20, 25 ou 50 (ce que j'ai vu), ainsi qu'il est expédient aux personnes jeunes et courageuses. »

12 verres étaient la dose courante, comme le montre une lettre de Mme de Sévigné (26 mai 1676) :

« Je me suis assez bien trouvée de vos eaux, j'en ai bu 12 verres ; elles m'ont un peu purgée, et c'est tout ce que je désire. »

La grande quantité d'eau absorbée produisait, comme à Karlsbad à la même époque, un effet laxatif : selles qui se rapprochent des selles Karlsbadoises (Karlsbad-Stühl) (1) obtenues par les mêmes moyens, et qui sont restées célèbres jusqu'à nos jours.

D'ailleurs la coutume dura longtemps d'après laquelle les médecins faisaient prendre aux malades de telles quantités d'eau.

En 1850 encore, Charles Petit, médecin inspecteur adjoint des Eaux de Vichy, étudiant le mode d'action des eaux minérales de Vichy et leurs applications thérapeutiques, déclarent que ses malades commencent la cure par des doses modérées de 5 à 6 verres par jour. Il ne tarde pas à leur en prescrire 12 à 15 verres. Il a même pu, chez certains malades, porter cette dose jusqu'à 20 et 25 verres.

Les malades dépassaient encore les prescriptions, et quelques-uns allèrent jusqu'à absorber 30, 40 et 50 verres par jour, comme au temps de Mareschal.

A l'époque du docteur Petit, les verres n'étaient pas gradués, mais d'après les indications de l'auteur, il s'agissait de verres contenant environ 200 grammes. Les malades buvaient donc de 3 à 5 litres d'eau de Vichy par

(1) A Karlsbad, en effet, sous le nom de Karlsbad-Stühl, on observait, il y a 50 ans, des selles diarrhéiques chez les buveurs d'eau.

jour. Quelques-uns en ont pris jusqu'à 10 litres. On peut imaginer facilement quelles conséquences pouvaient entraîner de telles exagérations.

LE MOT DE TROUSSEAU

Le mot de Trousseau. — Et l'on s'étonne moins d'entendre Trousseau parler de « cachexie alcaline », lorsqu'il accusait certainement plus la façon dont les eaux étaient prescrites et bues que les eaux elles-mêmes. L'appréciation qu'il porte sur les eaux alcalines, au cours de ses cliniques médicales de l'Hôtel-Dieu (édition de 1879, t III, p. 259) éclaire bien sa pensée.

C'est en répondant à cette indication (régularisation des fonctions du foie) que les eaux de Pougues, de Contrexeville, de Vichy, de Karlsbad et de Vals, sont d'une si incontestable utilité, dans le traitement de la gravelle biliaire comme dans celui de la gravelle urinaire ; sous l'influence de cette puissante médication bien dirigée, les malades perdent la fâcheuse aptitude qu'ils avaient contractée.

Dans une autre de ses cliniques, il est encore plus précis :

« Or, je me le demande, est-il quelque chose de plus anormal à première vue, de plus contraire aux théories chimiques, que de donner à des individus dont le sang est dans un tel état de dissolution, que souvent il en résulte des hydropisies et des hémorrhagies, que de donner. dis-je, à des malades dont le sang est si évidemment apauvri, des alcalins qui sont regardés comme des dissolvants par excellence, que ce soit le bicarbonate de soude qui prédomine, comme dans les eaux de Vichy, que ce soit le bicarbonate de chaux qui prédomine à son tour, comme dans les eaux de Pougues, ce sont toujours des alcalins que nous voulons administrer, et les bons effets de ces eaux sont, je le répète, en contradiction flagrante avec tout ce que les chimistes ont prétendu établir relativement à l'action de ces substances alcalines sur la composition du sang. »

Enfin, plus récemment, Gübler, dans son cours de Thérapeutique, à la Faculté de Médecine de Paris, 1882, disait : « La cachexie alcaline n'est pas une chimère, mais elle devient une rareté depuis que les alcalins sont administrés avec une juste modération. Et dans l'article Sang, du dictionnaire Dechambre, on peut lire : « Ces eaux ne représentent pas des solutions assez concentrées pour en rendre l'abus facilement dangereux. » Mais les médecins de Vichy eux-mêmes s'étaient émus. Le docteur Prunel prêchait la réaction contre la thérapeutique dangereuse de Petit. Il fut écouté, et actuellement les prescriptions habituelles des médecins sont de 2 à 8 verres par jour, comme nous le verrons plus loin (1).

(1) Voir le travail de M. le docteur de Lalaubie. La plupart de ces détails nous ont été donnés oralement par notre regretté maître, M. le professeur Cornil.

Tandis que la cure de boisson descendait, des exagérations de Mareschal et de Petit, à des limites raisonnables, le traitement externe se développait d'année en année.

L'ouverture du Grand Etablissement thermal, en 1903, en mettant à la disposition des malades toutes les ressources de la balnéothérapie moderne, a encore accentué cette tendance.

CONCLUSIONS

Si l'on rapproche, date par date, le mode d'emploi des eaux à Karlsbad et à Vichy, on voit que dès le début, à Vichy, les eaux furent à la fois utilisées en bain et en boisson; les tendances exclusives de la thérapeutique de Karlsbad furent plus longues à s'équilibrer.

D'autre part, les erreurs thérapeutiques furent commises aux mêmes époques dans les deux stations, comme elles le furent ailleurs; elles eurent, parmi d'autres effets, celui qu'on appelle diarrhée à Vichy et selle Karlsbadoise en Bohème, mais aussi des accidents graves de congestions cérébrales, qualifiées souvent d'insolation.

Elles entrainèrent une semblable réaction pour aboutir actuellement à une association presque égale des traitements externe et interne.

CHAPITRE III

GÉOLOGIE

KARLSBAD

Le sol de Karlsbad est formé de trois éléments principaux :

Le granit, qui est le plus ancien ;

Les sédiments de l'époque tertiaire ;

Les sédiments des sources, les derniers en date.

Sa structure actuelle est la résultante de bouleversements géologiques importants.

Il appartient, en effet, au plus méridional des trois plissements de l'Erzgebirge, restes d'une chaîne rocheuse disloquée, vraisemblablement à l'époque houillère, et qui constituent le massif dit bohémien ou Hercynien.

Dans l'affaissement des terrains environnants, cette masse montagneuse est restée debout, et au cours des diverses époques géologiques, elle a été, à plusieurs reprises, un continent, tandis que des régions basses environnantes, envahies par l'eau, formaient des mers dont les sédiments remplissaient lentement les parties déclives.

A l'époque volcanique, d'énormes effondrements géologiques et tectoniques, le long de la chaîne de l'Erzgebirge et des monts de Karlsbad, fendirent et creusèrent en tous sens la roche ancienne. Des masses de basaltes pénétrèrent dans les fentes ainsi produites et les remplirent partiellement. Là où les fentes ne furent pas comblées, émergèrent les sources.

Les deux crevasses principales s'entrecroisent dans Karlsbad, l'une indiquée superficiellement par le lit de la Tepel, l'autre par la ravine, avec « la Chaussée de Prague » sur la rive droite du cours d'eau.

C'est de cet entrecroisement que née des profondeurs de la terre, sans doute par condensation de l'eau de cristallisation des roches soumises à l'action du feu central (théorie du professeur Gauthier, basée sur des expériences de laboratoire), jaillit la source principale, le Sprudel.

Il s'élève vers la surface du sol, donnant bientôt naissance à des ramifications secondaires qui fournirent les autres sources, dont la température se refroidit aussi d'autant plus qu'elles émergent plus loin de la source principale.

Toutes les eaux thermales ont la faculté de déposer, d'incruster.

Cette incrustation a lieu notamment dans le bassin du Sprudel, qui n'est lui-même autre chose que le résultat des dépôts séculaires de la source.

Ce bassin représente à nos yeux un ensemble de cavités et de voûtes juxtaposées et superposées, qui reposent sur la masse granitique et qui communiquent entre elles par des canaux latéraux où s'amassent les eaux ainsi que le gaz carbonique libre.

Lorsque la pression de l'acide carbonique surmonte celle de la colonne d'eau, le tout est projeté vers la surface, ce qui constitue le « pouls » du Sprudel, avec ses saccades intermittentes.

Le revêtement calcaire du Sprudel, qui a de un à plusieurs mètres d'épaisseur, s'enfonce bien au-dessous de la surface du sol, et même au-dessous du lit de la Tepel.

Lorsque le cours de l'eau est interrompu par un obstacle, tel qu'un rétrécissement ou une oblitération des canaux et des orifices, le Sprudel s'ouvre violemment un passage et jaillit par cette nouvelle ouverture ; c'est ce qu'on appelle les *Explosions* du Sprudel.

Les explosions les plus fortes, qui parfois ont causé de véritables accidents, se sont produites en 1617, 1620, 1713, 1727, 1760, 1788, 1798 ; puis en 1800, 1809 et 1834.

On en a prévenu de nouvelles en élargissant les orifices et en enlevant les dépôts ; de plus, on a creusé des ouvertures artificielles, soupapes, qui peuvent être à volonté ouvertes ou fermées.

Des fragments de ce dépôt, taillés et polis, ainsi que les pétrifications, sont l'objet d'un commerce actif.

VICHY

Le sol de Vichy est constitué par des marnes tertiaires qui reposent sur les roches primitives.

En certains points, les terrains anciens se relèvent et viennent affleurer à la surface du sol.

Ce relèvement est surtout observé entre Saint-Yorre et Vichy; il constitue un point délimitant deux bassins bien distincts.

Par suite du soulèvement du plateau Central, il s'est produit dans la région une grande fracture, qui intéresse les terrains anciens et récents.

C'est par cette fracture que les eaux minérales arrivent chaudes de la profondeur pour remonter vers la surface.

Dans cette ascension, les eaux traversent naturellement les différentes assises des terrains tertiaires, qui sont composés, en grande partie, de marnes imperméables, mais qui comprennent aussi quelques couches sableuses.

A la rencontre de chacune de ces couches, plus ou moins perméables, les eaux minérales s'infiltrent et s'épanchent, en formant de véritables nappes souterraines, d'une température naturellement plus froide, d'où elles peuvent être extraites par des forages artificiels.

De là, deux sortes d'eaux minérales dans le bassin de Vichy :

1° Les eaux minérales chaudes, qui sortent directement par les affleurements de la fracture (Grande-Grille, Hôpital, Chomel, etc.) ;

2° Les eaux minérales froides, que les forages viennent rechercher dans les nappes d'épanchement (Parc, Lardy, Mesdames, etc.).

La source des Célestins naît d'une fissure secondaire, branchée sur la fracture principale, et le refroidissement de l'eau est dû au développement souterrain de cette alimentation indirecte.

Le rocher qui surplombe les sources des Célestins jalonne justement la trace de la fissure secondaire sur la surface du sol. C'est de l'aragonite, produit par le dépôt des eaux, et des travaux récents ont démontré que ce rocher n'existait pas en profondeur.

CONCLUSIONS

Karlsbad. — Les sources jaillissent directement émanées d'une seule fissure, et traversent des assises imperméables dont les plus superficielles sont formées par le dépôt même des Eaux.

C'est ce qui explique leur température élevée, leur composition uniforme.

Vichy. — L'Eau, venue des profondeurs de la terre par une crevasse des roches primitives, doit traverser les terrains plus récents qui forment la couche superficielle du sol.

Suivant les points, elle rencontre des terrains imperméables et monte directement à la surface du sol, conservant sa température et sa minéralisation initiale, ou au contraire elle s'épanche dans des couches perméables, perdant de sa chaleur et acquérant des principes nouveaux de minéralisation.

C'est ce qui explique la variété de température et de composition des sources de Vichy.

CHAPITRE IV

SOURCES

Nous étudierons rapidement, d'une part, les propriétés physiques et chimiques des principales sources de Vichy et de Karlsbad, pour insister particulièrement sur les questions actuellement à l'étude de la Radio-activité et des colloïdes.

SOURCES DE KARLSBAD

Propriétés physiques et chimiques des principales sources

Il existe à Karlsbad, seize sources principales, qui ont pour caractères communs d'être chaudes et d'avoir toutes une composition chimique presque identique.

Chaudes, elles présentent une gamme de température qui va de 36°,3 à 73°.2 (centigrade).

Sprudel	58°,5	Réaumur	73°,2	centigrade
Franz Joseph Quelle	51°,4	—	64°,2	—
Bernardbrünn	46°,8	—	58°,5	—
Neubrünn	47°,0	—	58°,7	—
Felsen Quelle	49°,7	—	62°,2	—
Schlossbrünn	33°,8	—	42°,3	—
Mühlbrünn	39°,7	—	49°,7	—
Thérésienbrünn	45°,6	—	57°,0	—
Kaiserbrünn	38°,5	—	48°,0	—
Kaiser Karl Quelle	37°,4	—	46°,3	—
Markbrünn	32°,0	—	40°,0	—
Elisabeth Quelle	38°,0	—	47°,5	—
Park Quelle	40°,8	—	51°,0	—
Hochberger Quelle	31°,1	—	38°,9	—
Spitalbrünn	29°,3	—	36°,6	
Russiche Krone	34°,2	—	42°,7	—

D'autre part, la composition chimique est sensiblement la même d'une source à l'autre, comme le montrent les analyses de MM. Ludwig et Mauthner, faites sur dix litres d'eau (1879).

Voir le tableau des compositions chimiques

page ci-contre.

ANALYSE DES EAUX DE KARLSBAD, FAITE EN 1879, PAR : Dr ERNEST LUDWIG ET Dr JULIEN MAUTHNER (SUR 10 LITRES)

	Sprudel	Markbrünnem	Schlossbrünnem	Mühlbrünnem	Neubrünnem	Theresienbrünnem	Elisabeth Quelle	Felsen Quelle	Kaiserbrünnem
Sulfate de soude	24,053	23,860	23,158	23,911	23,654	23.774	23.769	23,785	23,411
Bicarbonate de soude	12,980	12,705	12,279	12,790	12,910	12,624	12,799	12,836	12,674
Chlorure de sodium. . . .	10,418	10,304	10,047	10,288	10,309	10 278	10,314	10,314	10,103
Carbonate de chaux. . . .	3,214	3,350	3,337	3,266	3,287	3,277	3,273	3,293	3,173
Sulfate de potasse	1,862	1,814	1,930	1,888	1,839	1,905	1,840	1,803	1,796
Carbonate de magnésie . . .	1,665	1,634	1,615	1,613	1,592	1,577	1,642	1,615	1,602
Carbonate de lithine . . .	0,123	0,123	0,136	0,118	0,113	0,113	0,121	0,116	0,121
Borate de soude	0,040	0,040	0,039	0,029	0,036	0,036	0,030	0,036	0,056
Fluorure de sodium. . . .	0,051	0,051	0,046	0,046	0,046	0,046	0,057	0,060	0,053
Carbonate de strontium . . .	0,004	0,004	0,004	0,004	0,004	0,003	0,004	0,003	0,004
Carbonate de fer.	0,030	0,006	0,001	0,028	0,026	0,017	0,026	0,026	0,029
Carbonate de manganèse. . .	0,002	0,002	traces	traces	traces	0,002	0,002	0,002	0,002
Phosphate acide de chaux . .	0,007	0,007	0,004	0,009	0,004	0,009	0,007	0,007	0,007
Alumine.	0,004	0,007	0,005	0,605	0,006	0,005	0,006	0,003	0,005
Silice	0,715	0,712	0,703	0,735	0,709	0,718	0,724	0,707	0,729
Gaz carbonique à demi combiné	7,761	7,681	7,493	7,672	7,627	7,584	7,697	7,704	7,581
Gaz carbonique libre	1,898	5,557	5,622	5,169	4,372	5,100	6,085	4,653	5,641

I. SPRUDEL

Le Sprudel n'est pas seulement la plus ancienne et la plus réputée de Karlsbad, c'est encore la plus typique.

Le point de jaillissement du Sprudel a varié au cours des temps, la pétrification des anciennes ouvertures obligeant les eaux à se créer des voies nouvelles.

A partir de 1886, le débit du jet commença à diminuer de 250 litres à la minute, pour s'abaisser à 50 litres à la minute, en 1901.

On essaya d'approfondir le forage d'où il jaillissait, mais on se heurta au granit.

On reprit alors les travaux à un forage voisin (n° 14) pétrifié depuis longtemps ; en les poussant assez profondément, on obtint un jet très puissant, que l'on tient presque constamment fermé, pour ne pas diminuer la pression dans le réservoir souterrain du Sprudel.

C'est de cette pression que dépend le jaillissement des petites sources situées plus haut.

Actuellement, seule de toutes les sources de Karlsbad, c'est sur la rive droite de la Tepel qu'émerge le Sprudel, par six griffons, très rapprochés les uns des autres.

A l'intérieur d'une vaste colonnade de fer, on voit jaillir librement la veine principale.

Au-dessus de sa vasque, elle s'élève et s'abaisse d'une façon rythmique, et les pulsations du Sprudel ont fait même l'objet d'études très précises.

Ses bouillonnements saccadés atteignent plusieurs mètres de hauteur et lancent une eau blanche comme la mousse de savon. Ce jet ne représente qu'un des six griffons du Sprudel ; il s'échappe du forage n° 2.

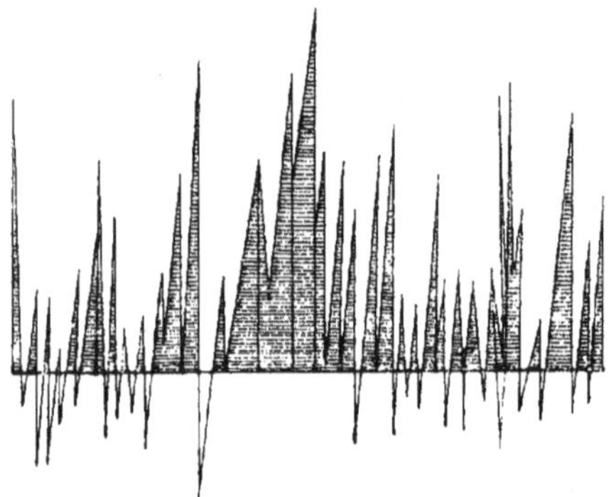

Caractères des intermittences du Sprudel. 60 pulsations en moyenne par minute.

Le forage n° 6 alimente des buvettes accessoires et surtout fournit l'eau qu'une canalisation souterraine amène aux bains Sprudelbad et Kaiserbad.

Le forage n° 1 n'a qu'un très petit débit, le n° 4 est insignifiant, le n° 3 reste constamment fermé.

Le forage n° 5, au contraire, est avec le n° 2 et le n° 6 un des plus importants.

Très abondant, il alimente les bains du Kurhaüs, du Neubad, et l'usine de sel du Sprudel.

Enfin, l'eau de l'ancienne Hygiéa s'écoule directement dans le Tepel.

Le débit total de tous les forages est actuellement de 2456 litres 1/2 à la minute et, par 24 heures, plus de 3 millions 1/2 de litres.

Cette eau jouit de la propriété de pétrifier les objets qu'on y laisse séjourner un certain temps.

Elle ne rougit point la teinture de tournesol, mais ne ramène pas au bleu cette teinture préalablement rougie ; sa densité : 1,0053.

La façon dont les jeunes filles, gardiennes de la source, distribuent l'eau, est, nous l'avons vu, assez originale. Elles placent le verre dans un entonnoir métallique, qu'à l'extrémité d'un long bâton elles avancent vers la gerbe du Sprudel.

Après le Sprudel, viennent par ordre d'importance, le Mulhbrünn et le Marktbrünn, protégées, elles aussi, par des colonnades.

II. MULHBRÜNN

Le Muhlbrünn est une des sources de Karlsbad qui ont le plus de buveurs.

On lui a construit, de 1871 à 1881, un hall à toit plat que supportent 124 colonnes.

La foule y est telle, le matin, que la police y organise un important service d'ordre, chaque personne devant attendre le tour qui lui est assigné pour recevoir son eau.

Température : 49° centigrade; débit : 12 litres 1/2 à la minute.

Captée en 1811 pour la première fois, ses variations nécessitèrent successivement plusieurs bassins.

L'eau s'écoule actuellement par une conduite métallique recourbée, mais sans robinet.

C'est sous la colonnade du Mulhbrünnen que coulent aussi la source Elisabeth, le Neubrunnen Theresien-brunnen et Bernardbrunnen.

III. MARKTBRÜNNEN

Découverte et captée pour la première fois en 1838, elle s'est aussitôt modifiée dans son débit et sa température, et à plusieurs reprises aussi, elle s'est complètement tarie.

Chaque fois, on lui faisait un nouveau bassin.

Elle a été captée pour la dernière fois dans l'hiver de 1893-1894. Elle se compose d'une série de petites sources thermales, jaillissant toutes par une conduite métallique analogue à celle du Mulhbrünn.

Température : 50° centigrade; débit : 6 litres 25 à la minute.

La saveur est plus sensiblement alcaline que celle du Sprudel et rappellerait celle de la Grande-Grille, de Vichy.

IV. SCHLOSSBRÜNNEN

Emerge d'un rocher qui domine la colonnade du Marktbrünnen.

C'est en 1797 qu'on lui fit, pour la première fois, un bassin assez primitif.

L'éruption de 1809 la fit disparaître complètement.

En 1819, on la retrouva par un nouveau captage.

C'est en 1827 qu'elle fut le plus abondante, mais elle resta toujours extrêmement instable dans son débit.

Il diminua d'une façon progressive, si bien qu'on dut reprendre successivement son forage en 1846, 1851, 1878, 1895, 1900 et encore en 1902.

Actuellement, l'ancienne colonnade du Schlossbrünnen est abandonnée.

L'eau sort d'une excavation profonde, creusée au sein même du rocher, et l'on n'accède à la source que par des escaliers et des plateformes en bois toutes provisoires.

Température : 36° centigrade ; débit : 21 litres 1/2 à la minute.

Plus gazeuse que les autres sources, elle rougit le papier de tournesol. Malgré sa teneur en gaz carbonique, elle a une saveur fade et un peu salée.

L'histoire des sources suivantes est surtout intéressante par les variations qu'elle montre dans leur débit.

V. SOURCE FRANÇOIS-JOSEPH

Captée pour la première fois, dans l'hiver de 1865-66, et pour la deuxième, en 1898.

C'est, après le Sprudel, la source la plus chaude; température : 64° centigrade; débit : 13 litres 25 à la minute.

VI. SOURCE BERNARDSBRÜNNEN

Captée pour la première fois en 1786, son débit a toujours été en diminuant. On a souvent repris son forage, mais sans arriver à retrouver la première température ni le débit primitif.

Température : 63° centigrade; débit : 6 litres à la minute.

VII. SOURCE FELSENQUELLE

Captée pour la première fois en 1895, la construction du quai Mulhbrünn et les coups de mine qu'elle nécessita, déplacèrent souvent l'orifice de la source.

Le dernier enlèvement de rochers eut lieu en 1892. En 1891, on avait approfondi son forage, ce qui avait entraîné une augmentation de son débit.

Température : 58° centigrade; débit : 6 litres à la minute.

VIII. THERESIENBRUNNEN

Captée en 1763 sous le nom de Gartenbrünn. Après l'éruption du Sprudel de 1809, cette source avait complètement disparu, et elle n'a été retrouvée que l'année suivante.

Depuis, elle a passé par toute une série de modifications.

Son forage a été souvent approfondi. Une partie de son eau alimente la bouche dite Parkquelle, au Stadtparck.

Température : 54°,3 centigrade ; débit : 8 litres à la minute.

Quand nous aurons cité la source Neubrünnen, à laquelle on donna, en 1902, un nouveau bassin d'étain (température : 55° centigrade ; débit : 4 litres à la minute), la source Kaiserbrünnen (température : 47° centigrade ; débit : 8 litres), la source Elisabeth (42° centigrade ; débit : 4 litres, d'ailleurs variable), la source Spitalquelle (débit : 5 litres), Hochbergquelle, dans la cave de l'établissement militaire, Russich, Kronenquelle, qui ne sont pas employées en boisson ; il ne nous restera plus qu'à nommer la source Kaiser Karl Quelle (41° centigrade ; débit : 2 litres à la minute) dans l'eau de laquelle l'empereur Charles IV se serait baigné.

Ces sources sont accessibles aux curistes, à toute heure de la journée ; mais c'est le matin, de 6 heures à 8 heures, que la foule y afflue.

Au Sprudel et sous la colonnade du Mulhbrünnen et du Marktbrünn, il y a un véritable encombrement.

C'est à ce moment que les orchestres des sources (Kurkapelle) exécutent leurs concerts.

SOURCES DE VICHY

Les sources de Vichy sont trop nombreuses pour être énumérées toutes. Chaque forage en fait jaillir de nouvelles. Parmi celles qui sont employées plus spécialement dans la cure de Vichy, il y en a de thermales, il y en a d'a-thermales.

Les sources chaudes sont au nombre de quatre principales, auxquelles on pourrait ajouter, si l'on attachait une plus grande importance à la température des eaux, la source du Dôme, située à plusieurs kilomètres de Vichy.

Source Lucas	29°,25
— Hôpital	34°,05
— Grande-Grille . .	42°,25
— Chomel	43°,05
— du Dôme . . .	61°

Ces chiffres indiquent les températures prises au griffon.

TABLEAU *comprenant les quantités des divers composés salins hypothétiquement attribués à 1 litre de chacune des eaux minérales du bassin de Vichy (Bouquet. 1855).*

PRINCIPES MINÉRALISATEURS	Grande-Grille	Chomel	Lucas	Hôpital	Célestins	Parc	Mesdames
Acide carbonique libre	0,908	0,786	1,751	1,007	1,049	1,555	1,908
Bicarbonate de soude	4,883	5,091	5,004	5,029	5,100	4,857	4,016
— potasse	0,352	0,371	0,282	0,440	0,315	0,292	0,189
— magnésie	0,303	0,338	0,275	0,200	0,328	0,213	0,425
— strontiane	0,003	0,003	0,005	0,005	0,005	0,005	0,003
— chaux	0,434	0,427	0,545	0,570	0,462	0,614	0,604
— de prot. de fer	0,004	0,004	0,004	0,004	0,004	0,004	0,026
— de prot. de mang.	»	»	traces	traces	»	»	»
Sulfate de soude	0,291	0,291	0,291	0,291	0,291	0,314	0,250
Phosphate de soude	0,130	0,280	0,070	0,046	0,091	0,140	traces
Arséniate de soude	0,002	0,002	0,002	0,002	0,002	0,002	0,003
Borate de soude	»	»	traces	traces	»	»	»
Chlorure de sodium	0,534	0,534	0,518	0,518	0,534	0,550	0,355
Silice	0,070	0,070	0,050	0,050	0,060	0,055	0,032
Matières organiques bitum.	»	»	traces	traces	»	»	»
TOTAUX	7,914	7,959	8,795	8,222	8,244	8,601	7,811

L'abaissement thermique, noté à la buvette de chaque source, insignifiant pour l'eau de Chomel, de la Grande-Grille et de Lucas, atteint 3° pour celle de l'Hôpital.

Quant aux sources froides, il y en a trois principales :

Source du Parc (obtenue par un forage) .   20°
—   Mesdames (artésienne). . . . .   16°
—   Célestins (émergence naturelle) .   15°

On voit donc que, à prendre les eaux telles qu'elles sortent des griffons, c'est-à-dire jouissant de la plénitude de leurs propriétés, elles présentent une variété thermale extrêmement riche, allant des températures les plus fraîches (15°) aux températures les plus élevées qui puissent être supportées (61°) en passant par une sorte de progression régulière, par les eaux tièdes de Lucas (29°,5) et celles de plus en plus chaudes de l'Hôpital (34°,5), Grande-Grille et Chomel.

Si maintenant l'on considère la composition chimique des diverses sources, on peut remarquer que certaines d'entre-elles au moins, se distinguent par une individualité assez marquée.

La teneur en bicarbonate de soude varie de 5 gr. 091 par litre à Chomel, à 4 gr. 016 à Mesdames.

Celle du sulfate de soude passe de 0 gr. 314, source du Parc, à 0 gr. 250, source Mesdames.

Contre 0 gr. 355 de chlorure de sodium, source Mesdames, on trouve 0 gr. 550, source du Parc, et 0 gr. 607, source du Dôme.

Mais l'individualité la plus nette est celle que le fer donne à la source Mesdames (0 gr. 028 par litre, contre 0 gr. 008 aux autres sources).

On pourrait remarquer encore la quantité d'arsenic qui a été retrouvée dans toutes les sources : Grande-Grille, Chomel, Lucas, Hôpital, Célestins, source du Parc, où elle est de 0 gr. 002 milligr., et qui s'élève à 0 gr. 003 milligr. à la source Mesdames et à Lardy.

Ce chiffre de 3 milligrammes d'arsenic est celui que présentent les eaux de Saint-Honoré et la source Dominique, ferro-arsenicale, de Vals.

Sources chaudes

I. SOURCE DE L'HOPITAL

La source la plus typique de Vichy est, avec celle de la Grande-Grille, la source de l'Hôpital.

Sous le pavillon de fer forgé qu'on lui a récemment construit, et auquel aboutissent les allées couvertes, elle jaillit dans un vaste bassin, exhaussé au-dessus du sol, et déverse son eau dans un certain nombre de conduites qui l'amènent au dehors.

Le trajet parcouru depuis le griffon lui a fait perdre un peu de sa chaleur, si bien que sa température est de 31°. Elle rougit au premier moment le papier de tournesol qu'on y plonge, mais qui ne tarde pas à redevenir bleu, par suite du dégagement du gaz carbonique.

Son débit est de 60.000 litres par 24 heures, et suffit non seulement à alimenter la buvette, mais encore à fournir une notable quantité d'eau au service des bains. C'est peut-être la source la plus fréquentée.

Les buveurs s'y pressent en une foule compacte, le matin, de 9 h. à 11 heures, et entre 4 h. et 6 h. du soir.

Ils sont moins nombreux, mais ne manquent jamais, aux autres heures de la journée.

A l'autre extrémité des galeries couvertes, et en face de l'Etablissement thermal, jaillit la source de la Grande-Grille.

II. SOURCE DE LA GRANDE-GRILLE

Une grille de fer la protégeait autrefois contre les bestiaux, très avides de l'eau des sources.

L'eau arrive par saccades et laisse déposer un enduit jaunâtre assez abondant. Sa saveur est alcaline et laisse un arrière-goût ferrugineux. Des bulles de gaz peu abondantes la traversent et s'attachent en petit nombre aux parois intérieures des vases qui la contiennent.

Elle ramène au bleu les préparations de tournesol, préalablement rougies.

Température : 43°,2, celle de l'air étant de 23°,2.

Son débit, de 100,000 litres en 24 heures, sert indépendamment de la buvette à alimenter les bains.

La Grande-Grille attire elle aussi beaucoup de buveurs. Nous avons cru remarquer que l'après-midi ils y étaient plus nombreux qu'à aucune autre source

III. CHOMEL

La source Chomel jaillit en 1775, au cours de travaux commandés par le Dr Chomel, intendant des Eaux de Vichy.

Son captage se trouve dans les souterrains de l'établissement actuel. De là, l'eau est conduite à une buvette qui, sous le hall du Palais des sources, fait face à la source Lucas.

Cette eau est également d'une saveur alcaline légèrement ferrugineuse. Elle ramène au bleu les préparations de tournesol légèrement rougies. Sa température est de 43°,6, celle de l'air étant de 21°,3.

Son débit est de 2,600 litres en 24 heures. L'eau se déverse d'un côté à la buvette, et de l'autre, dans une enceinte spéciale où elle peut être employée en gargarisations.

IV. SOURCE LUCAS

Autrefois située en face de l'Hôpital militaire, dans un kiosque, elle a été amenée au Palais des sources.

Sa disposition est semblable et symétrique à celle de la source Chomel, à laquelle sa buvette fait face, et des murs en céramique abritent les dispositifs qui permettent d'employer l'eau en lotions externes.

Son débit, d'environ 200,000 litres, réuni à celui de la Grande-Grille et au Puits Carré (température : 44°,5 ; débit : 250,000 litres en 24 heures) est utilisé en grande partie pour les bains, soit à l'Établissement thermal, soit à l'Hôpital militaire.

Nous terminerons l'étude des sources chaudes en citant la source du Dôme, qui jaillit à plusieurs kilomètres de la ville, et dont la température atteint 61°.

Sources froides

Parmi les eaux froides, nous citerons d'abord les sources suivantes :

I. MESDAMES

La source Mesdames fait pendant à celle de la Grande-Grille, dans la galerie des sources. Elle jaillit à deux kilomètres de là, à Cusset, près de l'allée Mesdames. Son nom rappelle le séjour à Vichy de Mmes Adélaïde et Victoire de France.

Bue à son émergence, l'eau est très gazeuse. Elle s'échauffe un peu dans son trajet, ce qui ne semble pas, d'ailleurs, altérer ses propriétés.

La température de l'eau au griffon est de 17°,5 pour une température ambiante de 25°.

Son débit est de 20,000 litres en 24 heures.

II. SOURCE LARDY

Son griffon jaillit au milieu d'un parc, situé au point de jonction du boulevard des Célestins et du boulevard National, et ayant son entrée principale, rue de Nîmes.

Découverte en 1852, elle est, comme Mesdames, une source artésienne, dont le forage très profond a fait diminuer le débit. Un pavillon à colonnes, communiquant avec deux rotondes, abrite cette buvette, dont le forage artésien occupe le centre.

L'eau sort en un jet intermittent, s'élevant d'ailleurs rarement à plus de 5 centimètres. Elle est traversée par de nombreuses bulles de gaz. La saveur est piquante, alcaline et ferrugineuse. Elle rougit au premier moment les préparations de tournesol, qui redeviennent promptement bleues.

La température de l'air étant de 20°,5 centigrade, celle de l'eau de la source est de 24°,5.

Son débit en 24 heures est de 10,000 litres environ.

III. SOURCE DU PARC

Découverte en 1844, elle est située sous les ombrages du vieux Parc. L'eau a une odeur spéciale, plutôt bitumeuse que sulfhydrique. Son goût est alcalin, mais nullement ferrugineux; elle ramène au bleu les préparations de tournesol, préalablement rougies, des bulles de gaz la traversent.

Sa température est de 21°,9, l'air extérieur étant à 20°, et son débit, de 14,800 litres en 24 heures.

IV. SOURCE DES CÉLESTINS

Est, avec l'Hôpital et la Grande-Grille, la source la plus importante de Vichy.

Elle est peut-être la plus connue, car si l'Hôpital et la Grande-Grille sont par excellence les sources de la cure sur place, les Célestins sont la source d'exportation.

Elle est située dans un parc qui dépendait du vieux couvent des Célestins, fondé en 1411 par Louis II de Bourbon, presque sur les bords de l'Allier, dont le séparent seuls les terrains du tennis.

On peut boire son eau à la buvette, qui est au pied du monastère. De l'autre côté de l'ancien casino des Célestins, se trouvent les Ateliers d'embouteillage.

L'eau de cette source est très fraîche et très pétillante.

Elle rougit au premier moment le papier de tournesol, qui reprend sa couleur primitive dès que l'acide carbonique est dégagé.

La température de l'air étant de 16°,5 centigrade, celle de l'eau de l'ancienne source est de 12° à son point d'émergence. L'eau de la source nouvelle a la même température.

La source de la Grotte a 14°.

Le débit actuel, après les importants travaux qui viennent d'être terminés par le creusement d'un puits de 28 mètres, et de longues galeries, atteint 150,000 litres par 24 heures.

BACTÉRIOLOGIE DES EAUX DE VICHY

On voit donc qu'à l'heure actuelle, le captage et l'aménagement des sources de Vichy semblent à l'abri de toute critique.

L'examen bactériologique de leurs eaux confirme cette impression ; c'est d'ailleurs sur les desiderata formulés par M. le professeur Pouchet, et sur ses indications, qu'ont été exécutés les derniers travaux, destinés à conduire l'eau du griffon au verre du curiste, sans aucune contamination possible.

En 1892, M. le professeur Pouchet examina les eaux des principales sources, en ayant soin de faire des prélèvements au griffon, à la buvette, et aux conduites d'embouteillage. Presque partout il trouva une certaine quantité de micro-organismes, mais la prédominance des microbes dans l'eau, prise au lieu de l'embouteillage, la nature des germes, qui le plus souvent étaient ceux de l'air ambiant, enfin, les conditions défectueuses de l'installation matérielle, des conduites, ou des sources prouvaient, d'une manière évidente, qu'il s'agissait de contaminations extérieures, les eaux des sources naturelles de Vichy étant absolument pures à leur émergence.

Nous rappellerons brièvement les travaux du professeur Pouchet, en choisissant pour type, ceux qu'il fit sur l'eau de la Grande-Grille.

A. Griffon I. — Prélèvements, le 5 août 1892, à 8 heures 1/2 du matin, à un robinet préalablement flambé.

On ensemence directement :

> 10 petites fioles Pasteur ;
> 2 grandes fioles de 100 cc.
> de bouillon phéniqué.

On prélève 3 tubes stérilisés, que l'on met immédiatement dans la glace. Au laboratoire, on ensemence avec 2 de ces **tubes** :

> 2 fioles à numération, avec 1/2 cc. d'eau
> 2 —   —   — 1 cc.   —
> 2 cristallisoirs Pétri, — 1 cc.   —
> 2   —   —   — 2 cc.   —

Résultats : la moyenne des numérations est de 4 bactéries par cc., et 2 moisissures.

Tous les bouillons cultivent.

On en fait des dilutions, avec lesquelles on ensemence des cristallisoirs de Pétri.

La spécification des bactéries, effectuée sur l'ensemble de ces cultures, a permis d'identifier les espèces suivantes :

Micrococcus citreus   Bactérium termo
   —   urae   Bactéries putrides
   —   candicans   Pénicillium glaucum

Les fioles de bouillon phéniqué sont stériles.

CONCLUSIONS. — L'eau est stérile, les germes sont dûs à ce que le souterrain dans lequel était situé le robinet de prise sur le griffon, constitue un véritable égout, recevant des impuretés de la voie publique, et qu'il y règne une température des plus favorables à la prolification des bactéries.

II. — Nouveaux prélévements, le 27 août, en tubes stériles, adressés au laboratoire du Comité d'Hygiène publique, à Paris.

Toutes les colonies observées appartiennent aux trois espèces suivantes :

Bactérium termo
Micrococcus urae
   —   candicans

Les deuxièmes passages en bouillon phéniqué sont restés stériles.

B. Buvette. — 6 août 1892, à 6 heures du matin, au centre du jaillissement de l'eau dans la vasque, avant le nettoyage des galeries.

Moyenne : 2 bactéries par centimètre cube, absence de moisissure, 7 bouillons sur 8 cultivent ; avec 3 des bouillons cultivés, on fait des dilutions avec lesquelles on ensemence des cristallisoirs Pétri.

La spécification de ces différentes cultures a montré la présence des trois espèces suivantes :

Micrococcus luteus

—   fulvus

Levure rose

C. Embouteillage. — 5 août 1892, 10 h. du matin.

30 bactéries par cc. et 3 mucédinées.

Tous les bouillons cultivent abondamment.

Spécification :

Levure rose	Micrococcus urae
Pénicillium glaucum	— cinnabareus
Levure blanche	Bacillus mesentericus ruber
Micrococcus aquatilis	Bactérium termo

Les bouillons phéniqués cultivent abondamment et permettent d'isoler le coli-bacille.

L'auteur faisait remarquer les conditions très défectueuses de l'embouteillage sous un hangar non fermé et placé à l'angle de deux grandes voies très fréquentées.

Il concluait : « Les quelques bactéries trouvées à l'analyse, proviennent incontestablement de l'atmosphère ambiante dans laquelle on les a constamment retrouvés d'une façon banale.

Les analyses montrent que les eaux des sources naturelles de Vichy sont absolument pures de germes à leur émergence.

En ce qui concerne les buvettes, il faudrait remplacer les vasques par des robinets.

D'ailleurs, à tout prendre, il faut considérer que les buveurs absorbent, en même temps que l'air qu'ils respirent, des quantités bien autrement considérables de ces mêmes bactéries.

L'embouteillage est défectueux ; il devrait se faire dans des locaux abrités, éloignés des centres de circulation, et le rinçage des bouteilles au lieu même de leur remplissage.

Enfin, on a prétendu que la source des Célestins recevait des infiltrations d'eaux souillées de l'Allier. Aucun des résultats obtenus au cours des analyses qui figurent dans ce rapport, n'autorise à adopter cette hypothèse.

La source des Célestins reçoit certainement des poussières, et la disposition assez défectueuse du puits de captage leur permet de se cultiver facilement dans ce réservoir.

Mais les bactéries reconnues à l'analyse sont de même nature que celles trouvées en suspension dans l'air environnant. »

Dès l'année suivante, en 1893, les améliorations étaient réalisées, et nous avons vu, au cours de la saison dernière : 1° La perfection des travaux effectués aux griffons, isolés désormais de toute communication avec l'air ambiant, les canalisations étant scellées à leur point de départ dans le captage des griffons.

2° L'émergence des sources est partout protégée. Au-dessus de celle de l'Hôpital s'élève une couverture vitrée hermétique, entourant la vasque et préservant l'eau des poussières de l'air.

Le bouillon d'eau et de gaz est canalisé depuis le griffon, dans une cheminée cylindrique, correspondante au centre de la vasque, et c'est dans cette cheminée que viennent déboucher les six tuyaux de prise qui alimentent les buvettes.

La source est maintenant fermée, et l'eau minérale s'écoule continuellement à l'extérieur par les six robinets de buvette.

Les verres sont d'abord nettoyés à l'eau chaude, puis rincés à l'eau minérale.

La même disposition a été appliquée à la Grande-Grille, dont une cloche laisse voir le bouillonnement.

3° Quant à l'embouteillage, l'atelier de puisage a été mis à l'abri des poussières pouvant provenir du transport et de la manutention des bouteilles. Les bouteilles déjà lavées sont soumises à un rinçage sur place, précédant immédiatement le puisage. Cette opération se pratique dans la chambre même du puisage, à l'aide des appareils Rouart, Geneste et Herscher, à 120° sous pression.

Immédiatement après le rinçage, les bouteilles sont remplies et bouchées à la mécanique.

Ces perfectionnements ont eu pour conséquence de réduire à un nombre insignifiant les germes bactériologiques qu'on peut cultiver en traitant de l'eau minérale prise au robinet d'embouteillage :

NOUVEAUX CÉLESTINS, 1870

Avant Robinet d'embouteillage 9 août 1892 :	*Après* Robinet d'embouteillage 29 octobre 1893 :
240 bactéries de 1 cc. d'eau	34 germes aerobies, dont 15
Diplococcus luteus	moisissures dans 1 cc.
Bacterium termo	Micrococcus luteus
Bacillus butyricus	— aurantiacus
— subtilis	Bacillus brunneus
— fluorescens liquefac.	Levure blanche
— mesentericus ruber	Penicillium glancum

Une nouvelle étude bactériologique sur les Eaux des sources de l'Etat, à Vichy (1901), n'a fait que confirmer M. le professeur Pouchet dans ces conclusions.

Ses dernières recherches lui permettent d'affirmer que l'*Eau des Célestins* est pure, au griffon et à l'embouteillage.

La Grande-Grille, l'Hôpital, la Source du Parc, Mesdames, Chomel et Hauterive, sont également stériles.

Quant à la source Lucas, la présence dans les ensemencements de levure blanche et de bacillus subtilis, espèces absolument banales, doit être attribuée à la difficulté de prélever aseptiquement les échantillons de cette eau.

CONCLUSIONS

Toutes les sources de Karlsbad sont chaudes et ont à peu près la même composition chimique.

Les sources de Vichy présentent tous les degrés de température : froides, tièdes et chaudes, et même très chaudes (60°), et certaines ont, par leur composition chimique, une individualité très nette.

SPRUDEL		CHOMEL	GRANDE-GRILLE
T°	73°	43°,5	42°,25
$S\,O^4\,Na^2$	2,4055	0.291	0,291
$C\,O^3\,Na^2$	1,29	5,091	4,883
Na Cl	1,041	0,534	0,534
$C\,O^3\,Mg$	0,166	0,338	0,303
$C\,O^3\,Li$	0.012	?	?
$C\,O^3\,Fe$	0,003	0,004	0,004
Phosphate de chaux	0,0007	Phosph. de soude 0,280	0,130
Arseniate de soude	0,000	0,002	0,002
Gaz carbonique libre	1,898	0,786	0,908

De plus, un rapprochement d'analyse permet de se rendre compte que l'eau de Vichy contient, par rapport à l'eau de Karlsbad, presque dix fois moins de sulfate de soude, presque cinq fois plus de bicarbonate, la moitié de chlorure de sodium, presque trois fois plus de magnésie, un peu plus de fer, beaucoup plus de phosphates, et de l'arsenic, qui fait défaut à Karlsbad.

RADIO-ACTIVITÉ ET COLLOÏDES

Radio-Activité. — Voici donc qu'entrent en parallèle deux eaux de composition chimique si différente.

On peut dire, à priori, que deux médicaments différents peuvent avoir le même effet, mais, il semble qu'on pourrait envisager aussi l'action des substances chimiques, en général, de deux façons :

1° Il est classique d'attribuer à chaque corps une action physiologique et thérapeutique déterminée ; le bicarbonate de soude alcalinise les humeurs, le sulfate de soude purge.

2° On pourrait se demander si, en dehors de cette action directe, les substances chimiques ne développent pas, comme les éléments d'une pile électrique, des propriétés physiques spéciales, et le fait qu'on peut obtenir des courants de même nature et de même intensité avec des corps chimiquement différents (zinc, charbon $SO^4 H^2$ $Azo^3 H$, bichromate de potasse) expliquerait comment des eaux minérales, aussi distinctes chimiquement que celles de Vichy et de Karlsbad, peuvent avoir des résultats thérapeutiques comparables.

Depuis longtemps d'ailleurs, les médecins ont soupçonné dans les eaux minérales naturelles, une propriété inconnue dont la nature leur échappait : « quelque chose de divin ».

L'eau minérale est bien en effet, à sa naissance, douée de qualités spéciales qui déclinent et qu'elle perd avec le temps, et puisqu'elle est capable de mourir, on a bien le droit de dire qu'elle est vivante.

Ces propriétés mystérieuses, qui donnent la vie à l'eau minérale, on a crû dans ces derniers temps en trouver l'explication dans la Radio-activité.

KARLSBAD

Méthode photographique. — La radio-activité des Eaux de Karlsbad a été étudiée par MM. Hermann et Pesendorfer d'une part, et par M. Dom, d'autre part.

MM. Hermann et Pesendorfer, pour rechercher la radio-activité des eaux thermales ou de leurs émanations, ont employé la méthode photographique.

Ils se sont servis de plaques " Flas ligt Imperial drig plate C° London ". Ces plaques, hermétiquement enveloppées de carton noir, furent exposées à l'influence des objets étudiés, dont elles étaient séparées par des lames de plomb de quatre millimètres, dans l'épaisseur desquelles étaient découpées des figures.

Ni l'eau du Sprudel, ni les concrétions (Sinter), ni les sels du Sprudel, n'exercèrent une action quelconque sur les plaques photographiques, même après une durée de trente-deux jours.

C'est avec les gaz émanés du Sprudel que des résultats furent obtenus.

L'appareil de MM. Hermann et Pesendorfer était ainsi disposé :

Une plaque photographique, enveloppée de papier noir et munie de sa lame de plomb, était placée sous une cloche de verre, munie de deux robinets, l'un d'entrée, l'autre de sortie, par lesquels on fit passer 50 à 60 litres par heure de gaz émanés du Sprudel.

Le gaz, avant de pénétrer dans l'appareil, était d'abord refroidi puis desséché dans une tour pleine de chlorure de calcium.

Au bout de vingt-six jours, partout où il n'y avait pas d'interposition métallique, la plaque photographique était impressionnée. De sorte qu'elle représentait très distinctement le dessin découpé dans le plomb.

Les mêmes résultats furent obtenus à chaque reprise de l'expérience.

On peut écarter l'hypothèse que les plaques aient été influencées par une action chimique ; en effet, les gaz émanés du Sprudel ne renferment ni hydrogène sulfuré, ni ozone, qui furent recherchés à l'aide des réactions ordinaires.

Après avoir ainsi démontré l'existence des principes radio-actifs dans les gaz du Sprudel, les auteurs se sont demandé si la radio-activité appartenait à la totalité ou à une partie seulement de ces gaz (1).

(1) Sur la radio-activité du gaz émané du Sprudel (S. Hermann et Pesendorfer, Physikalische Zeitschrift, décembre 1904).

Ils absorbèrent d'abord l'acide carbonique, qui représente environ 99,2 % de la totalité des gaz, au moyen de potasse concentrée.

Les gaz restant donnèrent sur les plaques photographiques des impressions plus fortes.

Trois litres de gaz, débarrassés d'acide carbonique, faisaient apparaître, après quatre jours seulement d'exposition, une image très distincte.

La radio-activité des gaz du Sprudel était donc attribuable, en première ligne, à ceux d'entre eux qui ne sont pas absorbés par la potasse.

Méthode électrique. — Pour confirmer ces résultats que donnait la photographie, les auteurs ont employé ensuite la méthode électrique.

Ils placèrent un électroscope à feuilles d'aluminium de Geitel (sans cylindre de dispersion bien entendu) sous une cloche de verre. Quand elle fut remplie avec de l'air du laboratoire séché au moyen de chlorure de calcium, ils constatèrent, au bout de vingt minutes, une déviation de 8 divisions.

Du gaz de Sprudel desséché produisait, dans le même temps, une déviation de 13 divisions, et après qu'il eût été débarrassé de son gaz carbonique : 17 à 19 divisions.

Les différences de ces résultats avec ceux des expérimentateurs qui étudièrent les gaz d'autres sources thermales (notamment Henrich, Zeitschrift, f. Angew, Chemie 46 - 17,57 — 1904), tiennent surtout à ce que l'appareil de MM. Hermann et Pesendorfer ne possédait pas de cylindre de dispersion et que la propriété ionisante du gaz n'a pu être due qu'à la pointe servant à la charge de l'Electromètre.

En tous cas, les chiffres obtenus suffisent à montrer la radio-activité appréciée par la méthode électrométrique.

A l'aide de cette méthode électrométrique, les auteurs ont aussi constaté que la radio-activité du gaz diminuait avec le temps.

Un certain volume de gaz examiné immédiatement après un prélèvement donnait en vingt minutes une déviation de 13 divisions :

> le 2ᵉ jour une déviation de 11 divisions
> le 4ᵉ   —   —   de 8   —
> le 5ᵉ   —   —   de 7   —

la durée de chaque expérience restant toujours la même de vingt minutes.

Cette émanation caractérisée pour la première fois par MM. Curie et Laborde (Académie des Sciences de Paris, mai 1904) dans les mélanges gazeux qui se dégagent des diverses sources thermales a, en effet, pour propriété essentielle d'être éminemment instable.

Dégagée lentement du radium, elle tend vers la production d'un corps plus stable. Par de perpétuels changements qui font penser à ceux de la matière vivante, elle se détruit rapidement en donnant un corps nouveau, le radium A, qui se précipite à l'état solide sur les objets plongés dans l'émanation et qui, à son tour, se convertit en radium B. Le radium B engendre ensuite le radium C, et Rutherford a pu suivre la transformation jusqu'au radium F qui paraît identique au polonium de Madame Curie (Moureu, *Gaz des Eaux*, 17 octobre 1907).

Mais au fur et à mesure qu'elle se détruit, l'émanation de Rutherford est reproduite par les substances radio=actives que l'eau tient en dissolution. On peut l'entraîner complètement par un barbotement d'air. Quelque temps après elle se reproduit, c'est ce qu'a observé M. Dorm.

Abhandlungen an Naturforschenden gesellschaft zu Halle 1904, B d. 25.

Conduits par les recherches récentes sur les rapports de l'Hélium et de la radio-activité et s'inspirant évidemment des travaux du professeur Moureu, Hermann et Pesendorfer après avoir éliminé du gaz du Sprudel le CO_2 par la potasse concentrée, l'oxygène par le cuivre porté au rouge, l'azote au moyen du mélange de chaux, magnésium et lithium recueillirent les gaz restant dans un tube de Plücker, l'examen spectroscopique y montra les raies (bandes d'absorption) suivantes :

6678, 5876, 4386, 4348

et ensuite :

6038, 5610 4702, 4596, 4522, 4259, 4200, 4182, 4044, 6

Les raies du premier groupe ressemblaient, disent les auteurs, à celles observées dans un tube d'hélium. La raie 5876 n'est d'ailleurs autre chose que celle de ce gaz.

Celles du second groupe au spectre bleu de l'argon.

Les mêmes auteurs ont enfin examiné par la méthode électrométrique, 100 grammes de la substance ocre que dépose le Sprudel. Ils ont trouvé qu'elles développent une certaine radio-activité.

A ces démonstrations d'une certaine quantité d'émanations dans les eaux du Sprudel. J. Knett a voulu y ajouter une preuve évidente de l'existence du radium dans les eaux de Karlsbad. (Rapport des séances de l'Académie des sciences de Vienne Section math., sciences natur. B. C. XIII, section II a).

Quoiqu'on n'ait pas encore réussi jusqu'ici à établir par l'analyse chimique la présence dans l'eau de Karlsbad de composés de baryum, Knett a trouvé dans les anfractuosités des sources (spécialement dans la source arrière de Muhlbrünnen et la source Orchesterquelle), des masses considérables de sulfate de baryum cristallisée (SO^4 Ba).

L'auteur imagine que ces cristaux sont le dépôt naturel de masses d'eau très considérables contenant des traces minimes de baryte. Or, tandis que les cristaux de baryte n'ont d'ordinaire aucune propriété radiative, ceux de Karlsbad en auraient une très nette, et par là, J. Knett démontre l'existence d'une substance radio-active dans l'eau de Karlsbad.

Ces cristaux barytiques, il les appelle radio-barytes et croit qu'il ne s'agit pas d'un mélange isophorme de radium et de sulfate de baryum, mais que le sulfate de radium ($Ra. SO^4$) est contenu dans les cristaux de baryte.

D'ailleurs, le radium coexiste souvent avec le baryum dans la nature. C'est ce qui arrive à Joachimsthal par exemple.

Et quand il s'agit d'extraire le radium des minerais qui le contiennent, le premier temps de l'opération consiste précisément à précipiter à l'état de sulfate les deux métaux.

Pour avoir le sel de radium à l'état de pureté, il faut ensuite le séparer du baryum. C'est là, une opération extrêmement longue et délicate, une des plus grandes difficultés que rencontra madame Curie pour isoler le radium.

(Communication orale de M. le professeur Moureu).

Malgré l'intérêt de toutes ces expériences les auteurs eux-mêmes ne se dissimulent pas le caractère approximatif de leurs résultats

VICHY

La radio-activité a été étudiée avec beaucoup de précision dans les eaux de Vichy.

Radio-activité. — On prend comme unité N le nombre de minutes pendant lequel il faudrait laisser séjourner un milligramme de bromure de radium pur dans 10 litres d'air, pour que cet air se charge d'une quantité d'émanation égale à celle qui est contenue dans le même volume du gaz des sources âgé de quatre jours, et l'on trouve ainsi le même chiffre 0,1 pour les sources :

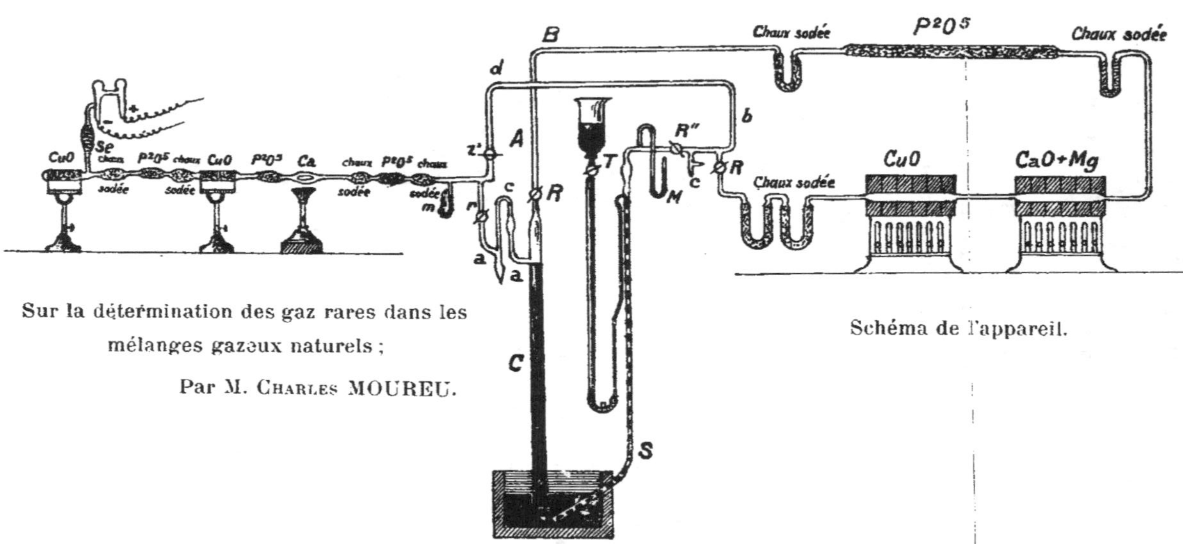

Schéma de l'appareil.

Sur la détermination des gaz rares dans les
mélanges gazeux naturels ;

Par M. Charles MOUREU.

Célestins, Grande-Grille, Hôpital, Chomel, Lucas, Boussange.

La source intermittente est davantage radio-active — 0,33.

Les chiffres s'écartent donc sensiblement de celui qu'on trouve dans les eaux peu minéralisées, telles que celles de Plombières, les plus radio-actives de France, et dont la radio-activité = 5,17.

Mais à côté de la radio-activité, il serait intéressant d'étudier ces gaz rares des Eaux minérales dont l'importance semble de plus en plus s'imposer.

Travaux de Moureu. — Gaz rares des sources thermales, *Journal de Pharmacie et de Chimie*, 16 octobre 1906, Moureu. — Compte rendu de l'Académie des Sciences, Moureu, 16 juillet 1906. — Présence du néon parmi les gaz de quelques sources thermales, Moureu et Biquard, 2 janvier 1906. — Détermination des gaz rares dans les mélanges gazeux naturels. 21 mai 1906. — Détermination des gaz rares, présence générale de l'argon et de l'hélium.

Gazette des Eaux, 17 octobre 1907.

Gaz rares. — Après un grand nombre de tatonnements et en mettant à profit les études antérieures faites sur l'argon et les autres gaz rares par divers expérimentateurs, notamment par MM. Ramsay et Travers, Bouchard et Troost, Deslandres, Dewer, Schlœsing fils, Maquenne, Moissan, le professeur Moureu a adopté le mode opératoire suivant, qui permet de doser rapidement en bloc les gaz rares contenus dans les mélanges gazeux naturels et d'en faire l'étude spectrale dans de bonnes conditions.

En principe, le gaz naturel après avoir longtemps séjourné sur de la potasse aqueuse, puis sur de la potasse fondue, est chauffé au rouge en présence d'un mélange intime de chaux, anhydre et de magnésium (mélange Maquenne) qui fixe à la fois l'azote et l'oxygène.

Les gaz ou vapeurs combustibles sont brûlés par de l'oxyde de cuivre, on absorbe les produits de la combustion par de la chaux sodée et de l'anhydride phosphorique. Le résidu gazeux est constitué par les gaz rares.

L'appareil est formé de deux parties : la partie droite (côté Maquenne) sert au dosage des gaz rares, et la partie gauche (côté Plucker) à leur examen spectroscopique.

Une cloche verticale C, haute de 0^m90, est disposée sur une petite cuve à mercure ; outre l'ajutage *aca* (voir plus loin), elle se continue par un tube AB.

Puis viennent successivement trois tubes à chaux sodée ou à anhydride phosphorique, le tube Ca O $\times$ Mg (chaux vive 5 gr., magnésium 3 gr.) et un tube à oxyde de cuivre Cu O, l'un et l'autre étant disposés sur une grille à gaz ; de nouveaux tubes à chaux sodée, et enfin d'un côté une trompe à mercure T, dont on peut faire déboucher le tube adducteur S par un léger déplacement latéral, sous la cloche ; et de l'autre, un tube b d qui met en relation le côté Maquenne avec le côté Plucker.

Celui-ci représente dans ce qu'il y a d'essentiel une réduction du premier. Il comprend de petits tubes à chaux sodée, à anhydride phosphorique et à oxyde de cuivre ; un tube à calcium métallique contenu dans une nacelle en argent, et enfin tout près du tube de Plucker, un tube rempli de silénium en menus grains, qui absorbera les vapeurs mercurielles.

L'appareil est mûni en outre de divers robinets R, R', R" r r' et de deux manomètres M et un entièrement en verre, les diverses parties en sont réunies par des soudures directes.

Marche d'une opération. — On fait le vide dans l'appareil d'abord à froid, puis à chaud (le mélange Maquenne et les tubes à Cu O étant portés au rouge sombre) la pression finale est le plus souvent voisine de 0^m5 la production indéfinie, par le mélange Ca O + Mg, de traces d'hydrogène à chaud empêchant de faire en général un vide plus avancé, d'ailleurs inutile pour le moment dans le côté Maquenne.

Par contre, on peut et l'on doit, dès maintenant, faire le vide complet dans le côté Plucker. A cet effet, sans cesser nulle part de chauffer, on isole les deux côtés en fermant R R', et pendant que la décharge d'une forte bobine d'induction passe dans le tube de Plucker (afin de purger les électrodes), on continue la manœuvre de la trompe jusqu'à claquement sec de la chute mercurielle.

L'appareil étant ainsi préparé on ferme r et r', on arrête la trompe et la décharge, on ferme R, on ouvre R' et l'on introduit dans la cloche au moyen d'une pipette spéciale 300^{cc} de gaz.

On ouvre ensuite légèrement R, de manière que le gaz arrive lentement dans le tube Ca O + Mg.

Vers la fin, on ouvre en plein R, on dispose l'extrémité de S sous la cloche et l'on recommence le jeu de la trompe.

On produit ainsi une circulation continue de gaz, qu'on prolonge jusqu'à pression constante pendant une heure (on a cessé de chauffer le tube Ca O + Mg), une demi-heure avant la fin.

En ouvrant maintenant pendant un instant r et r', on fait passer un peu de gaz dans le côté Plucker où sa purification complète s'opère rapidement. Dès que le spectre des gaz rares (le mieux sous 4 millimètres) apparaît exempt des lignes ou bandes parasites du début, on sépare par un trait de chalumeau le tube de Plucker. L'étude spectroscopique sera faite ensuite à loisir.

Il ne reste plus qu'à mesurer le gaz résiduel, ce que l'on fait en l'aspirant dans une éprouvette graduée sur la cuve à mercure, tous robinets ouverts. Si l'on y ajoute celui, calculé d'après la capacité et la pression qui a été enfermé dans le tube de Plucker, on a le volume total.

Le rôle du calcium métallique Ca (côté Plucker) est de fixer éventuellement (au rouge) des traces d'azote qui auraient pu échapper à l'action du mélange Ca O + Mg.

Quant à l'ajutage a c a dont la forme spéciale

trouve son utilité lors de l'introduction du gaz à étudier dans la cloche, il permettra l'extraction totale du gaz résiduel, dans le cas d'obstruction accidentelle du tube Ca O + Mg.

	Co 2	Oxygène et Azote	Gaz rares en bloc	
Célestins	98,85	1.135	0.016	Hélium non dosé
Grande Grille . .	85,70	14 192	0.108	non dosé
Hôpital	88,30	11 61	0.09	0.0012
Chomel	86,15	13.726	0.124	0.0013
Lucas.	98,9	1.0874	0 0126	non dosé
Boussange. . . .	96,18	3.777	0.0426	0 0038

Ces chiffres indiquent la quantité pour cent en volume. Les résultats obtenus montrent la teneur des eaux de Vichy en gaz rares supérieure à celle des eaux de Royat (0,052) ou du Mont-Doré (0,061), par exemple, mais inférieure à celles d'eaux très radio-actives, telles que Luxeuil, source des Dames (GO^2 = 1,9. Oxygène = 0,6. Azote = 95,44. Gaz rares = 2,06), et surtout Maizières (Côte-d'Or) GO^2 = 0. Oxygène = 1. Azote = 92,65. Gaz rares = 6,35.

En faisant l'étude spectroscopique du mélange global des gaz rares, M. Moureu avait reconnu la présence de l'argon et celle de l'hélium (Λ = 587,6). En général, la raie principale de l'hélium (Λ = 587,6) était au moins aussi intense que les raies les plus fortes de l'argon.

Telle est la méthode que M. le professeur Moureu a appliquée à l'étude des principales sources de Vichy.

(Sur les gaz des sources thermales. Détermination des gaz rares, présence générale de l'argon et de l'hélium par Ch. Moureu. Académie des sciences, 21 mai 1906).

Par des recherches toutes récentes communiquées à l'Académie de médecine, en octobre 1907, il a dosé la quantité d'hélium contenu dans les gaz rares de nombreuses eaux minérales et de plusieurs sources de Vichy.

Nous avons regretté de n'être pas suffisamment armé pour reprendre, tant à Karlsbad qu'à Vichy, les belles expériences de M. Moureu.

La seule méthode qui fût à notre portée était celle des plaques de photographie. Malheureusement les quinze jours que durèrent nos expériences étaient loin de suffire à leur impression par l'émanation radio-active.

Quatre plaques que nous avions placées sous bocaux remplis d'eau de Vichy, de même que les deux plaques témoins, ne présentèrent aucune réduction dans le bain révélateur.

CONCLUSIONS

La radioactivité a été étudiée à Karlsbad et à Vichy par des procédés beaucoup trop différents pour qu'il soit possible d'établir une comparaison absolue entre les deux eaux minérales à ce point de vue.

Il serait intéressant de reprendre à Karlsbad les expériences que M. Moureu a faites à Vichy pour le dosage des gaz rares.

Ce qui est certain, c'est que les eaux des deux stations, très chargées en éléments minéraux, n'ont qu'une propriété radioactive relativement faible si on les compare à des eaux telles que celles de Plombières d'une minéralisation très légère. Mais à côté de la radioactivité, des études récentes ont fait découvrir dans les eaux minérales des propriétés nouvelles auxquelles beaucoup d'auteurs seraient tentés d'attribuer une bonne part de l'efficacité mystérieuse de ces eaux, ce sont : d'une part l'Ionisation et d'autre part la présence de substances colloïdales (Iscovesco, *Presse médicale*, 4 août 1906).

Conductivité électrique. — La conductivité électrique des eaux de Vichy a été étudiée par MM. Chasson et Doyen et pour quelques sources par MM. Salignat et Chamagne.

Ces recherches ont été faites avec un thermostat réglé à 25° et dans les trois ou quatre jours qui ont suivi l'embouteillage effectué dans des conditions spéciales.

Elles ont donné à MM. Salignat et Chamagne les résultats suivants :

SOURCES	Température au griffon	Minéralisation totale Jacquet et Wilu	Conductivité électrique à 25°
Célestins	15°	6.3952	57.10
Mesdames . . .	16°	5.8210	61.10
Parc	22°	6.8849	70.10
Chomel	44°	6.7325	71.10
Grande-Grille .	42°	6.7031	71.10
Hôpital	34°	6.9490	72.10
Lucas	27°	6.7340	72.10
Lardy	21°	7.0042	87.10

Ces chiffres montrent que la conductivité électrique est en général d'autant plus élevée, que la minéralisation totale est plus considérable. On sait que la conductivité électrique d'une solution est proportionnelle à l'ionisation des molécules qu'elle contient. Et l'on admet aussi qu'on peut juger l'activité d'une eau minérale à sa teneur en ions.

Colloïdes. — Après avoir fait dialyser, pendant huit jours, dans un sac de viscose 100^{cc} d'eau de chaque source, MM. Salignat et Chamagne (*Société Biologique*, 16 mars 1907), ont constaté que la conductivité de l'eau du flacon se rapprochait de celle de l'eau distillée ; au fond de tous les sacs était resté un dépôt très léger, blanc jaunâtre ou jaunâtre.

Dans le liquide dialysé, séparé de ce dépôt, on peut déterminer la présence et le signe des colloïdes par la méthode des précipitations et celle du transport électrique. Dans toutes les sources examinées : Célestins, Mesdames, Parc, Lucas, Chomel, Grande-Grille, Hôpital et Lardy, aucun précipité ne fut obtenu avec le sulfure d'arsenic colloïdal. Au contraire, l'hydrate de fer colloïdal détermine la formation d'un précipité dans toutes les sources sauf celle des Célestins, ce dernier point semblerait confirmer que l'eau des Célestins est bien l'eau de choix pour servir d'eau de table

En faisant agir l'hydrate de fer par goutte, sur 1 centimètre cube de liquide dialysé de chaque source, on obtient la précipitation des colloïdes négatifs par hydrate de fer colloïdal électro positif.

Célestins, pas de précipité de I à XII gouttes.

Mesdames, précipité avec I et II gouttes. Redissolution à partir de III gouttes.

Parc précipité avec I, II et III gouttes. Redissolution à partir de IV gouttes.

Chomel, précipité abondant avec I, II, III, IV et V gouttes. Redissolution à partir de VI gouttes.

Grande-Grille, pas de précipité avec I, II, III et IV gouttes. Précipité abondant avec V gouttes. Redissolution à partir de VI gouttes.

Hôpital, précipité abondant avec I, II, III, IV et V gouttes. Redissolution à partir de VI gouttes.

Lucas, précipité en I et II gouttes. Redissolution à partir de III gouttes.

Enfin MM. Salignat et Chamagne complétèrent leur étude par la recherche des colloïdes de Vichy, d'après la méthode du transport électrique.

Après 24 heures de transport, le liquide prélevé au pôle positif a constamment donné un précipité avec un nombre de gouttes d'hydrate de fer correspondant à celui du tableau précédent pour toutes les sources indiquées, sauf les Célestins.

Le même liquide prélevé au pôle positif n'a rien donné avec le sulfure d'arsenic colloïdal. Le liquide prelevé au pôle négatif n'a rien donné, ni avec l'hydrate de fer colloïdal, ni avec le sulfure d'arsenic colloïdal.

Parconséquent il s'agirait bien de colloïdes électro-négatifs qui s'étaient transportés au pôle positif.

Donc les eaux minérales de Vichy, à l'exception des Célestins, contiennent des colloïdes électro-négatifs.

La présence des colloïdes dans une eau minérale a une certaine importance car on sait que les colloïdes agissent sur l'organisme à la façon des ferments.

CHAPITRE V

PHYSIOLOGIE DES EAUX

KARLSBAD

Mode d'administration. — Les eaux de Karlsbad se prennent à la dose de trois à six verres par jour.

C'est le matin à jeun, entre 6 heures et 8 heures, que les curistes absorbent la plus grande partie de leur dose quotidienne, deux à trois verres de 210 grammes, Chaque verre est bu en l'espace d'un quart d'heure, un intervalle d'une demi-heure sépare les prises.

Dans la journée, le malade ne prend plus que de faibles quantités d'eau, vers midi et quelquefois vers cinq heures.

Malgré les différences de température qui existent entre les sources, nous prendrons pour type celle du Sprudel. A cause de sa température de 73° peu de personnes boivent immédiatement l'eau du Sprudel, il est d'usage de la laisser refroidir ou même, d'en hâter le refroidissement, en plongeant le verre dans des rigoles d'eau froide qui courent le long des murs aux environs de la vasque.

Action sur le tube digestif. — Elle laisse à son passage, dans la bouche décapée, une saveur légèrement amère, mais non désagréable, par contre, sa chaleur qui peut réveiller des sensibilités dentaires et les dépôts qui pourraient se former sur l'émail des dents ont fait adopter, à beaucoup de curistes, l'usage d'un chalumeau.

Estomac. — Il est possible qu'un décapage analogue à celui de la muqueuse buccale s'opère dans l'estomac.

Les aigreurs, qu'éprouvent certains malades au réveil, s'atténuent et laissent place à un contact doux et chaud, qui se déplace de gauche à droite et cesse d'être perçu vers la partie moyenne de l'hypocondre droit dans la région du duodénum.

Au décapage qu'on peut soupçonner, s'ajoute donc une action certaine sur le péristaltisme.

Elle a d'ailleurs été constatée directement par le professeur Morelli, de Budapest, avec lequel nous avons projeté de répéter les mêmes recherches sur les eaux de Vichy.

A l'aide du gastroscope, qu'il a construit, il a pu observer comparativement les modifications de la muqueuse et de la musculeuse gastrique après l'ingestion d'eaux diverses et de diverses substances.

Toutes ses expériences ont porté sur des chiens de forte taille, auxquels on faisait ingérer, au moyen d'un entonnoir, et d'une sonde, 200cc des solutions salines et des eaux minérales.

La plus intéressante pour nous, concerne l'eau du Sprudel.

Sprudel. — Après l'ingestion lente des 200cc d'eau, à une température d'environ 70°, l'animal devenait nerveux, ce qui gênait beaucoup l'observation. On peut néanmoins constater, d'une part, une hypérémie de la muqueuse gastrique, marquée surtout au niveau de la grande courbure et, d'autre part, d'un grand nombre de plis à soulèvements muqueux, dus aux ondes péristaltiques de la musculeuse.

Chaque champ de gastroscope montrait en moyenne trois plis offrant un peu l'aspect de brûlures linéaires.

Sur une figure que le professeur Morelli a fait dessiner, on peut remarquer, au niveau du pli moyen, une exulcération avec une légère hémorrhagie.

Dans la cure, ces accidents doivent être exceptionnels, l'eau à une température de 70° ne pouvant être bue qu'à très petites gorgées et perdant d'ailleurs rapidement sa chaleur avant d'arriver à l'estomac.

Ce qu'on peut retenir de ces constatations c'est :

1° L'hypérémie qui doit certainement comporter des modifications sécrétoires ;

2° La richesse des ondes contractiles capables de vider un résidu stomacal et de rendre sa tonicité à une musculeuse paresseuse.

Muhlbrun. — 200 grammes d'eau de Muhlbrün à 39° entraînent encore, mais à un degré moindre, de l'hypérémie. Ici il n'y a pas seulement congestion capillaire, il y a aussi congestion des veines qui apparaissent très dilatées. La contractibilité est encore mise en jeu, moins peut-être que par le Sprudel, mais les plis sont très saillants.

Ce qui domine ici c'est donc :

1° Dilatation veineuse ;

2° Et surtout péristaltisme.

Schlossbrun. — Le Schlossbrün agit plus spécialement encore sur le péristaltisme.

Le gastroscope ne montre qu'une très légère hyperémie, bien inférieure à celle du Muhlbrünnen, aucune arborescence veineuse, par contre un péristaltisme très considérable, quatre plis en moyenne par champ d'observation.

L'image obtenue avec le Schlossbrün est presque identiquement la même qu'avec les Eaux de Kaiserbadquelle, Bruckbadquelle, de Budapest et Frencsin-Teplitz en Hongrie.

Expériences témoins. — *(A) Eaux ordinaires.* — Tous ces phénomènes ne sont pas dus seulement au contact de la muqueuse gastrique avec de l'eau même chaude, en effet :

1° Un estomac lavé avec 4000 grammes d'eau à 10° présentait un aspect gris jaunâtre avec quelques vaisseaux assez grêles ;

2° A la suite d'ingestion d'eau à 25°, l'image présentait sur un fond gris jaune plus franc, des plis dont les uns blancs et fins, les autres plus gros, mamelonnés, traduisaient la contraction de vaisseaux musculaires.

3° 200 grammes d'eau à 60° déterminant une hypérémie voisine de celle du Sprudel, avec une contraction seulement des plis circulaires de l'estomac.

(B) Solutions salines. — De même les solutions salines n'arrivent pas à produire les mêmes résultats :

1° 200 grammes d'une solution de Na Cl à 5 °/., d'une température de 25°, donnaient un fond gris jaune, semé de quelques tâches blanchâtres, la surface de la muqueuse restant lisse, sans vaisseaux, ni saillies apparentes ;

2° Enfin avec une solution de sulfate de soude (l'eau d'Hunyadi Janos), on obtenait une hypérémie inégale sans trace de péristaltisme.

Nous n'avons pu encore faire les mêmes recherches sur les Eaux de Vichy, ce qui permettrait d'établir un parallèle intéressant de l'action des deux eaux sur la physiologie gastrique.

L'analyse du suc gastrique a été faite par le docteur Jawosky, médecin polonais, de Karlsbad *(Traité des maladies de l'estomac de Ewald)*, qui n'a trouvé aucune modification du chimisme gastrique avant et après la cure de Karlsbad, d'autre part, des examens pratiqués, d'heure en heure, ont montré que HCl diminuait pendant l'heure qui suit l'ingestion, pour augmenter ensuite, cette élévation durant une heure à une heure et demie. Ce sont ces indications qui ont permis de fixer l'intervalle entre la prise d'eau et le repas.

Une demi-heure après le dernier verre de Sprudel, l'appétit commence à naître et devient vite impérieux. Aussi le petit déjeuner de Karlsbad est-il abondant :

Pains spéciaux, lait recueilli et conservé avec les plus minutieuses précautions, la traite des vaches se faisant aseptiquement à travers un tablier qui garnit l'abdomen et les cuisses de l'animal. Jambons que Prague envoie par milliers (72.000 par an), œufs à la coque.

Il nous a paru par contre que l'on abordait avec beaucoup moins d'appétit les repas de une heure et de huit heures.

De plus, l'eau de Karlsbad absorbée pendant les périodes digestives n'a pas, croyons-nous, une grande influence sur la digestion.

Intestin. — L'action sur l'intestin est beaucoup moins évidente que sur l'estomac. Il est certain que les deux organes sont solidaires l'un de l'autre, et que l'amélioration de l'estomac retentira toujours, heureusement, sur tout l'ensemble du tube digestif. D'autre part, des affections qui paraissent prédominer sur l'intestin, telles que des diarrhées chroniques, surtout des pays chauds, bénéficient largement du traitement à Karlsbad, mais, contrairement à l'opinion courante, l'emploi de ces eaux chaudes produit souvent de la constipation.

On pourrait croire en effet, qu'une eau sulfatée, chlorurée et bicarbonatée sodique, mais surtout sulfatée, aurait un effet purgatif ou du moins laxatif.

Mais un litre d'eau du Sprudel (source la plus riche en sulfate) n'en contient que 2 gr. 4053. Et cette dose, fût-elle capable d'exercer une action laxative, la haute température de l'eau la neutraliserait surabondamment.

L'action constipante des eaux de Karlsbad est d'ailleurs combattue par quelques procédés, dont le nom et la pratique très répandue, s'expliqueraient mal, si elles étaient laxatives par elles-mêmes.

Le procédé le plus simple consiste à prendre l'eau complètement refroidie, à la dose d'un verre de 210 gr. le soir au coucher, un verre le matin au réveil.

Un autre consiste à ajouter au premier verre que l'on boit à la source, le sel naturel en poudre du Sprudel que les donneuses d'eau vendent par petits paquets de 5 grammes. Le curiste le mélange à l'eau qu'il va boire. Elle prend alors un aspect légèrement trouble, car la dissolution n'est pas très rapide, l'ensemble a un goût particulièrement salé et amer, peu agréable. Il est souvent pénible de l'absorber en totalité. Arrivé dans l'estomac, il y détermine quelquefois une sensation irritante de brûlure légère.

Aussi, malgré leurs précieuses propriétés laxatives, l'emploi de ces sels n'est-il pas considéré comme également bon par tous les médecins de Karlsbad.

Il semble donc, hors de doute, que les eaux de Karlsbad, prises à une température voisine de celle qu'elles présentent à leur émergence et aux doses relativement modérées qui sont actuellement en usage, ne sont pas laxatives, mais constipent très souvent.

Il y a longtemps déjà que le fait avait été reconnu, au moins pour certains cas particuliers.

Et l'on savait de quelle utilité peuvent être les eaux de Karlsbad aux malades atteints de diarrhées chroniques.

Et M. Rotureau, dans son article du *Dictionnaire Dechambre*, tome XVI, page 756, ajoute : « Il semble étrange, au premier abord, que des eaux laxatives et parfois purgatives puissent produire un pareil résultat, mais nous avons vu que l'action physiologique de ces eaux, prises à petite dose, et produisant la constipation, donne l'explication de cette vertu curative.

Le petit lait est un autre moyen employé contre la constipation. La méthode de centrifugation permet de séparer rapidement le beurre et la crème du lactoplasma, le liquide opalescent, ainsi préparé, reste très longtemps sans s'altérer et jouit des propriétés laxatives très appréciables.

L'eau absorbée n'est donc pas éliminée par l'intestin, on peut croire qu'elle passe en très grande partie dans le système de la veine porte et le foie.

C'est là, sans doute, une des causes principales de son action élective, le foie recevant la presque totalité de l'eau ingérée. C'est ce qui explique aussi les phénomènes d'hypertension portale souvent constatés, de pesanteur dans l'hypocondre droit, de tension anale, et les signes objectifs de légère augmentation de la glande hépatique, avec exagération de la couleur jaunâtre et à plus forte raison de la teinte ictérique de la peau.

D'ailleurs, avec l'habitude, ces eaux chaudes (surtout celle du Sprudel) se boivent avec une certaine facilité et peu de jours suffisent pour que l'estomac, au réveil, semble en réclamer l'ingestion par quelques tiraillements que leur contact viendra calmer.

Les eaux moins chaudes que le Sprudel, celles du Marktbrunnen ou du Schlossbrunnen, sont moins agréables à prendre.

Le goût en est fade. Elles donnent facilement, si l'on n'observe pas strictement les écarts réglementaires entre les prises, une sensation de plénitude de l'estomac.

Une demi-heure environ après le dernier verre, les hépatiques peuvent ressentir une certaine pesanteur dans l'hypocondre droit.

Action sur la circulation. — C'est généralement à la fin du premier verre d'eau du Sprudel que se produisent les phénomènes congestifs bien connus à Karlsbad. Une bouffée de chaleur montant à la tête avec une sensation plus ou moins accusée de vertige.

Ces légers accidents apparaissent même lorsque suivant l'habitude, on a laissé s'abaisser un peu la température de l'eau.

Ils se traduisent fréquemment par la coloration du visage et par l'éclat des yeux. Chez quelques personnes prédisposées aux congestions de l'appareil respiratoire, on voit quelquefois survenir des quintes de toux spasmodiques qui, jointes à une certaine raucité de la voix, font penser que la congestion a frappé spécialement le larynx.

Plus souvent encore le buveur d'eau est pris d'une sensation particulière de vertige et de demi-sommeil qui peut même l'obliger à s'asseoir et qui faisait rappeler à un diplomate la prescription du Koran, de toujours boire assis.

D'ailleurs, les modifications circulatoires ne sont pas toujours les mêmes à toutes les phases de la cure. Il nous a même paru qu'on pouvait, à ce point de vue, distinguer trois périodes.

Une première période de phénomènes congestifs sans variation constante de la tension artérielle, mais avec accélération légère du pouls (70), dans l'intervalle des poussées congestives. Elle comprendrait les trois à cinq premiers jours.

Une seconde période d'élévation de la tension sanguine avec retour du pouls au chiffre habituel de pulsations. Elle durerait dix à douze jours.

Enfin une dernière période de retour de la tension à l'état normal.

Action sur l'appareil urinaire. — L'eau de Karlsbad n'est pas diurétique. Il y a même une certaine disproportion entre la quantité d'urines émises et celle de l'eau absorbée.

Le docteur Gans nous rappelait les expériences faites à Berlin sur des lapins dont on avait sectionné les uretères pour recueillir la totalité des urines. Aux uns on fait ingérer de l'eau de Karlsbad et la diurèse fut médiocre.

Elle se montra, au contraire, assez abondante chez les autres qui recevaient de l'eau potable de la ville.

A ces données expérimentales, nous pouvons ajouter quelques renseignements cliniques.

Un individu, donnant en temps ordinaire de 1200 à 1500 grammes d'urine par jour, pour un litre de boisson à ses deux repas, en buvant à Karlsbad un litre d'eau de Giesbubler aux repas, et 6 à 800 grammes d'eau du Sprudel, a émis, au début de la cure, 800 à 1000 grammes d'urine et vers la fin 1000 à 1450.

Nous avons recherché la densité sur des échantillons recueillis à des heures différentes de la journée, avec l'aide de M. Adler, docteur en chimie.

Avant la cure :

7 heures du matin (à jeûn). . .	71^{cc}	Densité	1021
2 heures après le repas principal	60^{cc}	—	1029
1 h. plus tard (3 h. après le repas)	50^{cc}	—	1032
Avant dîner, à 7 h. 1/2	60^{cc}	—	1032
Après dîner, à 8 h. 1/2	55^{cc}	—	1028
1 h. après dîner 9 h. 1/2. . . .	60^{cc}	—	1031

A la fin de la cure :

6 heures matin	50^{cc}	—	1026
7 heures matin	110^{cc}	—	1013
Petit déjeuner.			
9 heures matin	220^{cc}	—	1012
Après le repas principal . . .	50^{cc}	—	1028
1 heure après	150^{cc}	—	1028
4 heures du soir.	105^{cc}	—	1028
5 heures du soir.	100^{cc}	—	1025

Action sur le système nerveux. — Le système nerveux est très déprimé les premiers jours, avec une tendance marquée au sommeil, surtout au sommeil lourd à la suite des repas.

Beaucoup de personnes font la sieste. Les nuits sont calmes, et il faut un certain effort pour être matinal.

Le curiste se fatigue vite et ne peut faire de longues promenades, il redoute les pentes, tout effort physique ou intellectuel lui est extrêmement pénible.

Du cinquième au huitième jour un réveil se produit. Le matin le malade quitte son lit sans regret et avec un sentiment de satisfaction, qu'il gardera toute la journée, il aborde les sources. Les promenades le tentent et deviennent un plaisir qu'il prolongerait volontiers. Son ardeur physique contraste avec l'abattement du début.

Peau et glandes. — Après l'ingestion d'eau du Sprudel, une sensation de chaleur très vive semble courir à la surface du corps commençant par la face, une légère transpiration la suit, accusée le plus souvent par une simple moiteur.

Dans le courant de la journée, la sudation semble aussi se faire plus aisément, mais les personnes que nous avons observées et qu'au retour de chaque promenade devaient changer complètement de linge, se soumettaient à une balnéothérapie très active.

Actions spéciales de certaines sources. — A côté de cette physiologie générale des eaux de Karlsbad, il y aurait lieu, d'après beaucoup de médecins, de tenir compte des actions spéciales de plusieurs sources en particulier.

Le Sprudel, par sa température élevée, agirait sur l'intestin en combattant les diarrhées chroniques, la dysenterie.

Il conviendrait aussi tout particulièrement " par sa puissance dissolvante " sur toutes les formes de l'arthritisme et de la gravelle.

Le Bernardsbrunn (58°) serait la source des diabétiques. Les malades dont les reins sont touchés devraient être plutôt envoyés à la source Neubrünn.

La Felsenquelle (62°) aurait une action élective sur le foie, et il est certain qu'on rencontre autour de cette source beaucoup d'ictériques.

Le Mulhbrunn (49°) aurait la spécialité des gastropathies.

Enfin, indépendamment des indications pathologiques, il y aurait des indications ethniques, les sources les moins chaudes, Schlossbrünn (42°) et Marckbrünn (40°) sont celles qu'on recommande plus volontiers aux français, aux anglais et aux espagnols, pour qui les autres eaux seraient susceptibles de ne pas toujours être sans inconvénients.

42° et 40°, ce sont à peu près les températures de Chomel (43°) et de la Grande-Grille (42°).

VICHY

Mode d'administration. — La plupart des curistes, à Vichy, prennent les eaux avant et après les
principaux repas. Les prescriptions varient d'ailleurs
beaucoup, suivant la nature de la maladie, certaines
personnes devant absorber de petites quantités, à des
intervalles très rapprochés, d'autres pouvant faire leur
cure quotidienne en deux ou trois doses, sinon massives,
au moins plus importantes.

Presque tous les médecins limitent à 60 ou 100
grammes chaque prise d'eau, mais ils en ordonnent souvent plusieurs qui s'espacent alors de demi-heure en
demi-heure sans que, en général, 400 grammes soient
dépassés avant un repas.

Action sur le tube digestif. — L'eau, malgré sa
tiédeur, est agréable à prendre. Elle donne immédiatement à la bouche un goût piquant d'acide carbonique
suivi d'une saveur complexe et légère de fer, de matières
bitumeuses et d'hydrogène sulfurée.

Ce goût d'ailleurs varie souvent : à certains jours,
l'eau de l'Hôpital donne simplement l'impression d'une
eau tiède et piquante.

Elle serait plutôt sulfureuse par les temps d'orage,

et cette influence de l'atmosphère, sur les sources, était bien connue et même redoutée des anciens médecins.

Le docteur Villemin rapporte qu'autrefois on fermait les buvettes dès qu'un orage s'annonçait.

Claude Mareschal (1642), consacre un chapitre (XXVIII) au " temps de boire les eaux ". La disposition de l'air, chaude, sèche et sereine, rend les eaux plus utiles tant de leur fait que de celle des corps.

Aussi bien qu'après l'ingestion de l'eau de Karlsbad on éprouve une sensation de décapage buccal.

Estomac. — Mais par suite du degré de la température, sans doute, l'arrivée de l'eau dans l'estomac n'est pas perçue.

Ingérées à la buvette, les eaux de Vichy donnent à la bouche, pour beaucoup d'entr'elles du moins, un goût piquant d'acide carbonique.

Elles produisent, à peine bues, un dégagement de gaz dans l'estomac qui, remontant par l'œsophage, donne dans le nez une sensation de picotement pouvant aller jusqu'à produire un léger vertige. (Professeur Landouzy, Conférence faite à Vichy, le 11 septembre 1904).

Puis, comme à Karlsbad, les aigreurs du matin disparaissent, une détente se produit dans les spasmes viscéraux, le pylore s'entr'ouvre et le curiste a la sensation d'un soulagement stomacal.

A part une légère pesanteur, conséquence d'une ingestion trop rapide que nous avons signalée, il est rare qu'aucune sensation apparaisse dans le quart d'heure ou la demi-heure qui suit le dernier verre. C'est quand l'eau est digérée que l'estomac semble réagir par une sensation de faim très vive.

La digestion des eaux de Vichy est généralement très rapide, ce qui tient en grande partie à leur isotonie On s'était déjà expliqué l'effet des solutions salines employées en purgatif par leur degré de concentration moléculaire, mais, MM. Carnot et Chassevant (*Société de Biologie*, 28 janvier 1905 et 9 juillet 1905*)*, ont montré que les solutions salines ingérées sont modifiées dans l'estomac et l'intestin, si bien qu'elles tendent à devenir neutres et presque isotoniques avant d'être absorbées.

Et par les expériences de M. Otto *(Archiv. für exp. Path, und-Pharmacie*, mars 1905), on sait que les solutions isotoniques s'éliminent plus rapidement de l'estomac que l'eau distillée.

Aussi MM. Lambert et Raymond attachent-ils à cette propriété une importance capitale.

L'eau séjourne fort peu dans l'estomac qu'elle lave simplement, et ce lavage, par un sérum tiède et gazeux, légèrement alcalin et surtout isotonique, ne produit qu'un minimum de réaction (p. 24).

L'estomac ainsi lavé des débris alimentaires et du mucus obturant les canaux excréteurs est préparé pour un nouveau travail.

L'appétit apparaît et s'accroît. Les premiers effets de l'eau de Vichy prise en boisson, sont de réveiller l'appétit et de rendre les digestions plus actives et plus parfaites. Il en résulte que la proportion des matériaux utilisables, extraits de la matière alimentaire, est plus élevée et que cette élévation de proportion porte sur une grande quantité (Dr H. DE LALAUBIE, *Mécanisme des actions curatives de Vichy*, 1890, p. II).

L'examen direct par la gastroscopie n'a pas encore été pratiqué.

Mais quand les propriétés des eaux de Vichy ne tiendraient qu'à leur composition chimique, elles pourraient, par leur bicarbonate de soude, exercer une certaine action sur le tube digestif, spécialement sur l'estomac.

Pour le professeur Hayem, les petites doses de bicarbonates de soude sont excitantes de la sécrétion gastrique, les fortes doses dépressives.

Il serait au contraire excitant à toute dose d'après le docteur Linossier. (Cure de Vichy dans les dyspepsies. *Bulletin général de thérapeutique*, 1902).

Et la sensibilité d'un estomac au bicarbonate de soude est en raison inverse de la richesse en acide chlorhydrique de la sécrétion.

Pour MM. Mathieu et Laboulais, le bicarbonate de soude pris à petites doses avant le repas n'augmente pas la sécrétion chlorhydrique, mais accélère l'évacuation stomacale.

Enfin, tout récemment, M. Binet a repris l'étude des alcalins (1905) et de leur action dans la sécrétion, la motricité et la sensibilité gastrique.

Le sel agit, en effet, d'une manière immédiate en excitant :

1° La sécrétion chlorhydrique :

EXAMEN DU SUC GASTRIQUE

		Après un repas ordinaire	Après un repas précédé de 3 gr. de bicarb^{te} de soude
Acidité totale	A	1.98	2.83
	T	3.98	4.29
Chlore fixe	F	1.61	1.24
H. C. libre	H	0.94	1.00
H.C.L. combiné	C	1.43	2.05
	H et C	2.37	3.05

Cette influence excitante est proportionnelle au pouvoir de saturation du bicarbonate de soude vis-à-vis de l'acide chlorhydrique, bien que cette propriété commune à la craie préparée, à la magnésie calcinée et au bicarbonate, soit moins marquée pour ce dernier sel que pour les deux autres.

Quant à l'influence éloignée de la médication alcaline sur la sécrétion, elle est nulle.

2° Sur la motricité :

Le bicarbonate de soude est nettement excito-moteur.

3° Sur la sensibilité :

Le bicarbonate de soude, dont le pouvoir de saturation est moins énergique que celui de la craie préparée et de la magnésie, possède sur la sensibilité gastrique les effets les plus constants, les plus nets et les meilleurs.

Mais il faudrait éviter d'en donner des doses trop fortes. La distension de l'estomac par le gaz carbonique, pouvant être aussi pénible que les phénomènes douloureux, même contre lesquels on prescrit le bicarbonate de soude.

Mais on ne saurait, nous l'avons vu, ramener l'eau de Vichy à une solution de bicarbonate de soude, et le docteur Linossier insiste d'ailleurs sur la faible quantité (2 grammes) de bicarbonate de soude contenue dans les deux verres, qu'on peut au maximum prendre avant un repas, et d'un autre côté, il fait remarquer que ces deux verres sont pris en trois ou quatre doses. Si les premières ont pu déterminer la formation d'une petite quantité d'acide chlorhydrique, elle serait neutralisée par les doses suivantes. D'ailleurs, l'examen du suc gastrique fait avant et après la cure de Vichy, donne des chiffres qui s'écartent sensiblement des résultats qu'on a pu obtenir avec des alcalins.

Dans l'hyperchlorhydrie, notamment, l'acidité totale et la chlorhydrie baissent à la suite de la cure.

On note aussi une diminution de chlore fixe (Salignat).

En réalité, la sécrétion gastrique se modifie, comme quantité et comme qualité, en tendant toujours vers la normale (Raymond).

Et l'on peut penser, avec le docteur Raymond, que l'action des eaux de Vichy modifie moins le chimisme que la sensibilité gastrique : la sensibilité calmée, disparaissent les reflexes qu'elle excitait : le pylore se détend et les contractions péristaltiques de la musculeuse soumise à des lois nerveuses, antagonistes de celles qui régissent le sphincter pylorique, peuvent librement pousser vers le duodénum le contenu stomacal.

Telle est, nous semble-t-il, l'action de l'eau de Vichy, il n'est pas évident qu'elle soit due, exclusivement ou même d'une façon prépondérante, à l'action chimique du bicarbonate de soude.

Intestin. — Le dégagement d'acide carbonique commencé dans l'estomac, continue dans l'intestin. S'écoulant dans l'ilion et le jejunum, la solution alcaline forte, non seulement enraye et diminue les fermentations, mais décapant la muqueuse de son verni glaireux, saponifiant les graisses, diluant le contenu gastro-intestinal, aidant aux sécrétions des glandes gastriques intestinales, faisant le chyme plus fluide, facilite l'endomose. (Professeur Landouzy. Conférence à Vichy, 1904).

La cure, par les eaux de Vichy, considérée en général et la source de l'Hôpital en particulier, a souvent sur l'intestin la même action constipante que Karlsbad.

La bile devient plus alcaline et l'accentuation de cette réaction contribue sans doute, avec la rareté des déchets alimentaires, à priver la fibre musculaire de l'intestin d'une excitation nécessaire pour en provoquer la contractilité.

Aussi, observe-t-on assez souvent, pendant l'usage de l'eau de Vichy, une tendance à la constipation Il n'est pas rare cependant de voir, au contraire, les fonctions intestinales se régulariser.

Ces actions qui paraissent contradictoires, démontrent que le problème comporte d'autres facteurs et laissent supposer que des conditions de quantité de bile, de fluidité et de degré d'alcalinité ne sont pas indifférentes.

Très fréquemment, du reste, on voit quelques légères débâcles intestinales entrecouper la constipation et correspondre aux fluctuations du régime biliaire. (Docteur H. de Lalaubie. *Mécanisme des actions curatives de Vichy*, p. 13).

Contre cet inconvénient, quand il se produit, on lutte à Vichy :

Par le régime alimentaire ;

Par les purgatifs ;

Par les douches ascendantes.

Le régime alimentaire très élastitique, comporte des fruits crûs presque à chaque repas : fraises, pêches, raisins, melons, envoyés en grande partie des campagnes voisines, suffisent souvent par l'excitation péristaltique qu'ils déterminent, à obtenir des selles régulières.

Si la constipation, plus sérieuse, résiste à ce régime, les médecins de Vichy recourrent volontiers au purgatif et aux laxatifs salins.

Celui qu'ils préfèrent, c'est le sulfate de soude. Ils le prescrivent sous deux formes. Ou bien à dose massive (30 grammes) dans des circonstances plutôt rares, ou bien à doses légères répétées (7 grammes), c'est la méthode du docteur Glénard.

Enfin, la douche ascendante permet avec l'évacuation un nettoyage parfait du rectum et même du colon pelvien.

A ces traitements classiques, de la constipation, on pourrait peut-être ajouter, et nous y insisterons dans un chapitre spécial, les moyens employés à Karlsbad :

1° L'usage des eaux refroidies, le soir et surtout au réveil ;

2° Le sel de Vichy.

Action des Eaux de Vichy sur la circulation porte (Foie, Rate, Pancréas). — L'absorption si rapide et si complète de l'eau de Vichy la fait bientôt pénétrer dans le système de la veine porte qui l'amène au foie.

Elle imprègne ainsi la glande hépatique et exerce sur elle les actions bienfaisantes que la clinique nous montrera

Parmi les signes qui traduisent les modifications subies par le foie, il en existe un, assez remarquable, c'est la variation de l'opsiurie, un des symptômes d'hypertension portale qu'à décrit M. le professeur Gilbert.

Les cholémiques, présentant un retard habituel dans l'élimination par l'urine des liquides ingérés, voient à Vichy se régulariser leurs mictions.

Toutes les fonctions du foie tendent de même à s'améliorer.

L'eau de Vichy, par ses éléments alcalins, doit augmenter la glycogénie. (Dufour. Influence des alcalins sur la glycogénie hépatique. *Soc. de Biologie*, 15 mars 1890).

Et, comme toutes les fonctions du foie sont synergiques, le relèvement de la glycogénèse s'accompagne de l'amélioration de toutes les autres fonctions uropoietiques et antitoxique en particulier.

Si la sécrétion interne du foie est heureusement modifiée par les eaux de Vichy, sa sécrétion externe n'est pas moins influencée.

Sous l'influence du bicarbonate de soude, la bile devient plus alcaline, plus fluide. Quant à sa quantité, elle diminuerait pour les uns (Masse), ne varierait pas sensiblement pour les autres (Doyen et Dufour), (*Traité de physiologie*. de Morat et Doyon), augmenterait légèrement pour Prévost et Binet. Mais Enriquez et Hallion (*Presse médicale*, 24 janvier 1903), ont montré que les injections intraveineuses ou sous-cutanées de bicarbonate de soude, favorisent la sécrétion biliaire, à condition qu'on la provoque, soit par une injection acide dans le duodénum, soit par une injection intraveineuse de secrétine.

Les mêmes résultats ont été observés par Pawlow sur le pancréas.

Les divergences des auteurs s'expliquent par la distinction, qu'on doit établir dans la physiologie, des glandes hépatiques et pancréatiques entre la sécrétion et l'excrétion.

Aux acides, agissant sur la muqueuse duodénale, appartient l'action excrétoire temporaire.

Aux alcalins, modifiant la composition du sang, appartient l'action sécrétoire permanente (Voir Lambert et Raymond). D'ailleurs dans les eaux de Vichy, comme dans celles de Karlsbad, il ne faudrait pas considérer uniquement l'action d'un principe chimique. Leur chaleur intervient également (Rohrig, Prévost et Binet), en augmentant le volume total de la bile, dans de telles proportions, qu'au bout d'une heure et demie la quantité de matériaux solides baisse de moitié. (Lyon, *Traité de clinique thérapeutique*).

Action sur la circulation. — *1° Tension artérielle.*

MM. Frémont, Raymond et Gautrelet, Salignat, se sont occupés des modifications de la tension artérielle.

Pour Frémont, les eaux de Vichy donnent l'hypertension. Pour Raymond et Gautrelet, les eaux de Vichy sont hypotensives.

Sur 12 malades pris au hasard (2 diabétiques, 4 dyspepsiques, 3 lithiasiques biliaires, 1 paludéen, 1 graveleux, 1 goutteux, et soumis au traitement thermal habituel), MM. Raymond et Gautrelet ont cherché, avec le sphygmomètre de Bloch-Verdin, les pressions artérielles au début, au milieu et à la fin de la cure.

La diminution de pression a été constante, contrairement à l'opinion admise, Vichy ne serait donc pas hypertensif.

OBSERVATION	DÉBUT	MILIEU	FIN	OBSERVATION	DÉBUT	MILIEU	FIN
N° 1	13	12	11	N° 7	13	11	11
— 2	12,5	10	11	— 8	20	10	10
— 3	17	11	9	— 9	13	10	11
— 4	17	15	11,5	— 10	15	10	10
— 5	13	11	10	— 11	16	19	14
— 6	17	11,5	13	— 12	21	17	16

Les traces sphymographiques présentaient :

1° Ascension plus élevée, indiquant une systole plus énergique ;

2° Le sommet s'arrondit, ce qui indique une pénétration plus régulière du sang dans les artères moins tendues ;

3° Dicrotisme plus marqué, traduit la pression moindre.

Salignat pense qu'avec quelques observations on peut conclure dans l'un ou dans l'autre sens. (Action de la cure de Vichy sur la tension artérielle, Salignat), *Journal de physiothérapie*, n° 47, 1906). (Action de Vichy sur circulation, Raymond et Gautrelet, Bordeaux, 1906).

Les recherches portent sur 121 malades. Les tensions artérielles ont été prises avec le sphygmomètre de Potain.

Il reconnaît que les variations de tension peuvent provenir de divers facteurs de la cure de Vichy, mais il pense que les modifications importantes sont dues à l'eau de Vichy. De la discussion des 121 cas observés par lui, il tire la conclusion que les eaux de Vichy régularisent la tension artérielle. On pouvait s'attendre à une telle conclusion, car la cure de Vichy améliore la circulation générale en améliorant la circulation des organes intra-abdominaux.

Il conclut : « Les eaux de Vichy conviennent également aux malades atteints d'hypertension ou d'hypotension artérielle, car elles ont surtout pour résultat de régulariser la tension artérielle.

Toutefois, les malades ayant de l'hypotension devront être surveillés de plus près et certains malades présentant une grande atonie de leur système cardio-vasculaire ne devront pas affronter les fatigues d'une cure.

Les eaux de Vichy conviennent, dans les cas d'hypertension artérielle, avec cette restriction qu'il faut se méfier de l'élévation de la tension artérielle pendant les premiers jours de la cure et, dans ce but, avoir soin d'administrer les eaux en petite quantité.

On sait que dans les affections du cœur, les eaux sont contre indiquées lorsque les lésions ne sont plus compensées. On sait aussi, que les malades ayant eu une attaque de congestion cérébrale ou ayant tendance à la congestion, doivent être écartés de Vichy. Ce sont-là les seules contre-indications au point de vue circulatoire.

2° Sang. — « La synthèse des activités organiques provoquée par l'eau de Vichy, réalise une action reconstituante qui se manifeste dans le sang et dans la nutrition générale ». (II. de Lalaubie, 1890).

Pupier (Action de l'eau de Vichy sur la composition du sang) expérimentant sur les animaux, et H. de Lalaubie (Individualité thérapeutique de l'eau de Vichy, son action sur le processus hémotrophique), par ses observations ont montré que le bicarbonate de soude en général, et l'eau de Vichy en particulier, augmentaient le nombre des globules rouges.

En 1900, MM. Lafeuille, Paris et Vignier, étudiant

l'anémie paludéenne (13e Congrès international de médecine, Paris 1900), et ses modifications par le traitement de Vichy, confirment l'augmentation du nombre des globules rouges et concluent en outre à :

1° l'augmentation du taux de l'hémoglobine ;

2° l'augmentation de l'activité de réduction de l'oxy-hémoglobine.

3° *Nutrition*. — Si l'action des eaux de Vichy, sur le sang, favorise l'hématose en multipliant les globules rouges, elle favorise aussi la nutrition en réglant l'équilibre chimique du plasma. Par le sang, les éléments utiles des eaux minérales vont donc être transportés au sein même des tissus.

Si l'on place des cellules vivantes dans l'eau de Vichy ou dans une solution alcaline à 5 °/oo (Jardet et Nivière, Traité pratique d'hydrologie), on les voit au microscope continuer à vivre et se débarrasser peu à peu de granulations graisseuses et pigmentaires contenues dans leur protoplasme.

Coignard a montré que les oxydations intra-organiques, dont l'exagération sous l'influence des bicarbonates de soude était connue de Chevreul, présentaient une intensité plus grande encore quand la solution de bicarbonate était une eau minérale.

D'ailleurs, l'amélioration des transformations chimiques porte aussi bien :

1° Sur les albuminoïdes.

(Sur les chiens, les alcalins augmentent la quantité d'urée par rapport à l'azote total de l'urine, Dufourt,

Journal de Physiologie et de Pathologie générale, mai 1904).

2° Sur certains hydrocarbures, glucose et glycogène qui ne peuvent s'oxyder qu'en milieu alcalin.

3° Sur les graisses. (Gorup-Besancez a montré l'action saponifiante sur elle des alcalins du sang).

Il n'est donc pas exagéré de dire que les eaux de Vichy favorisant à la fois l'assimilation à nos tissus des matériaux nutritifs et la désassimilation de leurs déchets exalte la nutrition.

En transformant l'acide urique en urate neutre de soude soluble, elles combattront précisément une des conséquences les plus redoutables des troubles de la nutrition.

Action sur l'appareil urinaire. — *1° Volume.* — Les eaux chaudes ou tièdes de Vichy ne semblent pas avoir par elles-mêmes une action marquée sur la diurèse. L'ensemble du traitement, par contre, augmente le volume des urines dans les trois quarts des cas.

(Raymond et Gautrelet, Bordeaux, 1901).

La quantité d'urine, après être restée stationnaire au début, augmente vers la fin de la cure, et cette palyurie est augmentée de variations analogues, de la densité et des proportions des éléments dissous. (Lambert et Raymond, p. 36).

Les eaux froides de Vichy, au contraire, les Célestins et surtout la source du Parc, ont une action immédiate sur le rein.

2° Acidité. — Sous l'influence du traitement, l'acidité tend à se rapprocher de la normale, s'accentuant ou diminuant, suivant l'état pathologique antérieur (L. et R. p. 36), Jegon et Guillot.

Variation du cœfficient d'acidité urinaire sous l'influence du traitement de Vichy. — *Bulletin des Sociétés pharmacolologiques*, 1900, p. 397. Raymond et Gautrelet.

3° Cryoscopie. — MM. Raymond et Gautrelet ont publié dans la *Revue des maladies de la nutrition*, toute une série d'observations dans lesquelles la cryoscopie et la tonométrie ont été spécialement étudiées. Ils ont constaté que le rapport $\frac{S}{A}$ (du nombre des molécules élaborées au nombre des molécules dissoutes), a toujours une tendance à s'équilibrer autour de la normale (70 % vers la fin de la cure).

Cette conclusion est en parfait accord avec les résultats donnés par la tonométrie.

On peut s'en rendre compte par l'observation suivante.

Observation 49. — H..., bat. d'Afrique, lit 47, 3ᵉ saison thermale. Age 49 ans. Taille 1ᵐ72. Poids brut 84 kilos. Invasion en 1903.

Foie ptosé à quatre travers au-dessous du mamelon débordant : lobe droit de deux travers, lobe carré de trois travers, lobe épigastrique de un travers, dur, insensible, amélioration.

Au début de la cure. — Analyse d'urine n° 419. Limpidité = Trouble. Couleur = Jaune pâle. Réaction. Acide. Densité à 15° = 1041.

Cœfficient urologique 77 k⁰ˢ	Normale par 24 heures pour le sujet	par litre	par 24 heures
Volume.	15 gr. 40	»	26 gr. 00
Acidité (en liqueur normale).	43 gr. 10	21 gr. 42	55 gr. 69
Urée.	30 gr. 80	17 gr. 40	45 gr. 24
Acide urique.	0 gr. 77	0 gr. 34	0 gr. 88
Acide phosphorique total. .	3 gr. 08	0 gr. 92	2 gr. 39
Albumine.	»	néant	néant
Glucose.	»	58 gr. 15	161 gr. 19

Cryoscopie et Tonométrie

$$V = 2600, \Delta = 1,60, \Delta' = 160, \Delta' \times 1000 = 160000,$$
$$\Delta' V = 416000, \frac{\Delta' V}{C} = 5403, \pi = 4,806, m = 0,54, p. = 0,942, \delta = 103,48, \mu = 0,67, \delta \times 1000 = 103048, \delta V = 269048, \frac{\delta V}{C} = 3944, \frac{\Delta' V}{\delta V} = 1,54, \frac{\delta V}{\Delta' V} = 64,7 \%, \frac{\Delta}{Nacl} = 1,69, E = 6,97.$$

Au milieu de la cure. — Analyse d'urine.

Cœfficient urologique 77 k⁰ˢ	Normale par 24 heures pour le sujet	par litre	par 24 heures
Volume.	15 gr. 40	»	24 gr. 00
Acidité (en liqueur normale).	43 gr. 10	28 gr. 08	39 gr. 31
Urée.	30 gr. 80	18 gr. 20	43 gr. 68
Acide urique.	0 gr. 77	0 gr. 34	0 gr. 82
Acide phosphorique total. .	3 gr. 08	0 gr. 95	2 gr. 28
Urobiline	Quantité normale		»
Albumine	»	»	néant
Glucose.	»	34 gr. 07	81 gr. 77

Cryoscopie et Tonométrie

$V = 2400$, $\Delta = 2,87$, $\Delta' = 287$, $\Delta' \times 1000 = 287000$, $\Delta' V = 688800$, $\dfrac{\Delta' V}{C} = 8946$, $\pi = 4,385$, $m = 0,29$, $p = 0,825$, $\delta = 237,50$, $\mu = 0,27$, $\delta \times 1000 = 237500$, $\delta V = 570000$, $\dfrac{\delta V}{C} = 7402$, $\dfrac{\Delta' V}{\delta V} = 1,20$, $\dfrac{\delta V}{\Delta' V} = 82,8 \%$, $\dfrac{\Delta}{\mathrm{Nacl}} = 3,47$, $E = 6,58$.

A la fin de la cure. — Analyse d'urine.

Cœfficient urologique 77 k^{os}	Normale par 24 heures pour le sujet	par litre	par 24 heures
Volume	15 gr. 40	»	18 gr. 00
Acidité (en liqueur normale).	43 gr. 10	24 gr. 24	43 gr. 63
Urée	30 gr. 80	19 gr. 50	35 gr. 19
Acide urique	0 gr. 77	0 gr. 38	0 gr. 68
Acide phosphorique total. .	3 gr. 08	1 gr. 34	2 gr. 41
Urobiline	Quantité dépas' sens¹ la normale		
Albumine	»	néant	néant
Glucose	»	32 gr. 71	58 gr. 88
Acétone	Présence en pet. quant		»

Cryoscopie et Tonométrie

$V = 1800$, $\Delta = 3,00$, $\Delta' = 300$, $\Delta' \times 1000 = 300000$, $\Delta' V = 540000$, $\dfrac{\Delta' V}{C} = 7013$, $\pi = 7,383$, $m = 0,44$, $p = 0,995$, $\delta = 241,50$, $\mu = 0,47$, $\delta \times 1000 = 241500$, $\delta V = 434700$, $\dfrac{\delta V}{C} = 5646$, $\dfrac{\Delta' V}{\delta V} = 1,24$, $\dfrac{\delta V}{\Delta' V} = 80,5 \%$, $\dfrac{\Delta}{\mathrm{Nacl}} = 3,06$, $E = 6,45$.

4° *Urée.* — La quantité d'urée se modifie dans des sens variables suivant le cas : elle s'abaisserait chez les azoturiques, elle s'élèverait, au contraire, chez les uricéniques.

5° Acide urique. — On retrouve les mêmes variations dans la teneur de l'urine en acide urique, nous verrons d'ailleurs dans un chapitre spécial les résultats obtenus chez les arthritiques.

6° Acide phosphorique. — Cet acide aurait une élimination parallèle à celle de l'acide urique.

(Lambert et Raymond).

Action sur le système nerveux. — On observe sur beaucoup de personnes soumises à la cure une sorte de paresse intellectuelle et physique, paresse, plutôt que fatigue ou dépression, paresse pour tout effort pour la marche, pour la promenade, même pour un court trajet dans la ville.

Cette sédation de tout le système nerveux est peut-être attribuable à la teneur de l'air en CO_2.

Déjà, Claude Bernard, venu à Vichy à l'occasion de l'inauguration de l'Observatoire du Puy-de-Dôme, avait émis l'idée (dans une conversation avec le docteur Willemin père), que c'était à l'excès du gaz carbonique dans l'air qu'étaient dues la torpeur et la somnolence de beaucoup de curistes.

En 1885, le docteur Peyraud entreprit une étude expérimentale (*Société de médecine et de chirurgie de Bordeaux*, 29 mars 1885), sur la composition de l'air de Vichy.

Dans son travail, il constate d'abord la gêne respiratoire et la tendance au sommeil que beaucoup de personnes éprouvent quelques jours après leur arrivée à Vichy, alors même qu'elles ne boivent pas les eaux.

Au bout de quelques jours on sent les forces revenir, la respiration est plus ample et plus facile, on marche mieux, on respire mieux. Toutes les fonctions semblent se faire avec plus d'activité.

Tous ces phénomènes peuvent s'expliquer par l'action de CO_2 gaz excitant d'abord, éminemment sédatif et même anesthésique ensuite, et qui agit si puissamment sur tout ce qui respire : la végétation luxuriante et la couleur vert sombre des arbres de Vichy, témoignant encore de son influence. Aussi doit-on montrer d'abord s'il y a bien de l'acide carbonique, en excès dans l'air de Vichy et ensuite dans quelles proportions il s'y trouve :

1° Y a-t-il CO_2 dans l'air de Vichy ? à 2ᵐ80 du sol, Boulevard National, un morceau de papier de tournesol humide, appliqué sur la persienne d'une fenêtre, est devenu rouge vineux

2° Son dosage : dix-huit analyses ont été faites par MM. Gautrelet et Peyraud, suivant le procédé de Petenkofer (Eau de baryte et acide oxalique, le volume du récipient était de 20 litres 300ᶜᶜ.

L'air a été pris à 1 mètre du sol dans dix-sept analyses, à 5ᵐ50 dans la dix-huitième.

La quantité de CO_2 trouvée dans l'air de Vichy, varie de $\frac{3.23}{10.000}$ sur le point le plus élevé de la ville (gare), où la côte est de 264, à $\frac{14.67}{10.000}$ (Boulevard des Célestins, en face la source Lardy), où la côte est la plus basse, 253,82.

Vichy constitue donc une sorte de cuvette au fond de laquelle se trouverait, à 1 mètre du sol, une plus

	ALTITUDE	DATE	HEURE	Température	Pression atmosphérique	H.	PROPORTIONS en CO_2
Place de la Mairie, Chalet Lucagne . . .	257m85	28 juillet 1884	11 h. mat	17	70.7	humide	»
— Rue Sévigné	257m79		1 h. soir	17.5		sec	13.96
Pont de Vichy.	258m62		2 h. —	17.5		»	13 35
Place de l'Hôpital.	260m90		3 h. —	17.9		»	13.95
— Saint-Blaise	»		4 h. —	18		»	15.75
Parc des Célestins	»		5 h. —	18.2		»	8 81
Angle des Bds National et Hôtel-de-Ville.	253m85		6 h. —	18 2		»	10.61
Etablissement thermal centre.	260m25	2e juillet 1887	9 h. mat	18	70.6	»	12.51
Etablissement à côté de la Grande-Grille	259m24		10 1/2 —	18.9	70.5	»	13.32
Place de la Gare	264m00		1 h. soir	20.5	70.4	»	15.79
Boulevard des Célestins	253m82		2 h. —	20	70.4	»	3.23
Angle de l'Avenue et du Bd des Célestins	»		3 h. —	20 1	70.2	»	14.67
Parc Lardy	262m72		4 h. —	20.2	70 1	»	7.51
Près de la source du Parc	»	31 juillet 1884	2 h. —	21	69 5	»	7.24
Angle boulevard National et rue Lucas .	254m37		4 1/2 —	22.5	69.2	»	9.38
Pl. de la Marine, chalet Lucagne (2e étage).	»	2 août	4 h. —	26.5	17.5	»	4.07
Place du Marché	»	6 août	10 1/2 —	24.5	68	»	4.23
Avenue des Célestins, haut.	»	7 août	10 h. mat.	26	67.5	»	8.61

grande proportion de CO_2. Cette proportion serait de moins en moins importante à mesure que l'on s'élèverait vers l'orifice de la cuvette, puisque à 3^m50 de hauteur, la quantité ne serait plus que de $\frac{4.07}{10.000}$ et qu'enfin sur la partie la plus élevée de Vichy, au niveau de la gare, elle ne serait plus que de $\frac{3.23}{10.000}$, quantité absolument normale.

Si l'on cherchait maintenant l'origine du gaz carbonique on pourrait la trouver :

1° Dans les sources, mais à l'orifice de la Grande-Grille, l'air contient $\frac{15\ 79}{10.000}$ et à l'émergence de l'Hôpital $\frac{15\ 75}{10.000}$. (Peyraud. Etudes expérimentales sur la composition de l'air de Vichy (*Société de Médecine et de Chirurgie*, de Bordeaux, 29 mars 1885), alors que sur le Boulevard des Célestins, en face de la propriété Larbaud, il renferme $\frac{14\ 67}{10\ 000}$ de gaz ; une si petite variation fait penser qu'il y a d'autres foyers de dégagements de CO_2.

2° Ces dégagements se font peut être par le sol et le lit de la rivière.

Sur le pont, au-dessus de l'Allier (altitude de 258^m62), on a trouvé $\frac{13.95}{10.000}$ presque autant que sur la partie déclive et pas beaucoup moins qu'à l'orifice des sources.

En certains points de la rivière, on aperçoit une sorte de tourbillonnement, preuve évidente d'un dégagement gazeux.

Le Vichy thermal est donc baigné d'un air contenant une proportion moyenne de $\frac{8}{10.000}$ — $\frac{9}{10.000}$ de CO_2 ; vers 4 ou 5 mètres au-dessus du sol, l'air a repris progressivement sa composition normale.

Tous ceux qui respirent cet air, présentant trois fois plus de CO_2 que l'air normal, bénéficient de ses propriétés spéciales : sédatives, anesthésiques et aussi de ses qualités thérapeutiques, résolutives, antiseptiques cicatrisantes (Durand, Fardel et Willemin).

La gène du début détermine une gymnastique respiratoire très favorable en augmentant le nombre d'inspirations par minute et en les rendant plus amples. Sous cette influence l'hématose se fait d'une façon plus complète, loin que la quantité du gaz carbonique dans l'air, suffisante pour exercer toutes ces actions physiologiques et thérapeutiques, soit assez grande pour la contrarier. A l'air libre, en effet, l'augmentation du CO_2 dans la proportion où on le trouve à Vichy, au lieu de nuire à l'hématose, le favorise en excitant le poumon et en augmentant le nombre des respirations par minute.

L'absorption de l'oxygène, loin de diminuer sous l'influence du CO_2 augmente au contraire notablement. A petites doses le CO_2 agit donc comme un excitant puissant de l'absorption d'oxygène, c'est-à-dire des combustions respiratoires.

Action sur la peau. — Les téguments aussi témoignent des modifications apportées par la cure Vichysoise à l'économie tout entière. Les malades s'aperçoivent que leur peau, d'ordinaire sèche et rebelle aux transpirations, est embue d'une certaine moiteur, résultat de la circulation cutanée comme des sécrétions sébacées et sudorales modifiées (Professeur Landouzy).

Souvent aussi des efflorescences cutanées diverses apparaissent pendant la durée du traitement, dues probablement à la mobilisation de toxines, hétérogènes ou autochtones et coïncident avec des modifications du foie (Lambert et Raymond).

Telles sont les propriétés générales des eaux de Vichy.

Mais peu à peu, à partir surtout de la deuxième moitié du xixe siècle, les spécialisations thermales se sont établies non à la faveur des analyses chimiques, mais grâce à l'expérience des médecins de la station (Professeur Landouzy).

Sources chaudes. — I. Hôpital. — La source de ''Hôpital que nous avons eue en vue, spécialement au cours de notre description, est la plus fréquentée à cause, sans doute, de son goût agréable et la facilité avec laquelle elle est supportée même par les dyspeptiques les plus sensibles.

Elle est sédative en même temps que tonique, ce qui l'a fait dire « excitante et eupeptique ». Prise avant le repas, elle éveille puissamment l'appétit. Ce serait la source des gastropathes, mais d'une façon plus générale on peut dire : partout où se trouve l'indication de faire intervenir une action franchement alcaline, c'est à l'eau de la source Hôpital que l'on s'adressera de préférence.

II. Grande-Grille. — La Grande-Grille serait la source des hépatiques, nous avons vu l'action élective qu'elle possède sur le foie et les débâcles intestinales qu'elle peut aussi produire.

Cette action spéciale sur le foie doit être, suivant le cas, recherchée ou évitée.

De la Grande-Grille, il faut « user en se méfiant », il faut savoir s'en garer pendant que le foie est encore irritable (Professeur Landouzy).

III. CHOMEL. — Par ses propriétés l'eau de Chomel représente quelque chose d'intermédiaire entre l'eau de l'Hôpital et de la Grande-Grille, par son mode d'agir, elle se rapproche davantage de la Grande-Grille (H. de Lalaubie).

Toutes deux contiendraient d'après M. Gautrelet des dérivés sulfurés (1 milligr. 1/2 en $H^2 S$.) :

1° Employée en gargarismes, elle a une action très nette sur les premières voies respiratoires ;

2° Chomel aurait pour certains médecins une efficacité particulière dans le diabète :

3° Comme la Grande-Grille elle semble avoir une action très marquée sur la digestion dont elle hâte la terminaison en apaisant les aigreurs d'estomac des dyspeptiques.

IV. LUCAS. — La source Lucas serait spécialement utile dans certaines affections de la peau. On peut l'employer contre ces effervescences cutanées qui surviennent parfois au cours du traitement.

Sources froides. — On peut sur le terrain physiologique, comme sur celui des propriétés physiques, opposer aux sources chaudes, les sources a-thermales.

Tandis que les premières n'ont sur la sécrétion

rénale, considérée en volume, qu'une action peu marquée, les secondes sont nettement diurétiques.

I. Célestins. — Les eaux des Célestins ont valu sa notoriété à Vichy.

Leur fraîcheur, leur goût, le pétillement de leur gaz carbonique, en font une boisson très agréable.

Elles peuvent rendre des services dans le diabète, sont fort avantageuses dans le rhumatisme articulaire chronique et dans quelques formes de goutte en diminuant les allures du rhumatisme : mais elle est formellement indiquée dans la gravelle phosphatique (H. de Lalaubie).

II. La source du Parc. — La source du Parc est avec la source Lucas la moins fréquentée de Vichy.

Comme les eaux du groupe vosgien « Vittel et Contrexeville », elle contient du sulfate de chaux (Gautrelet), ce qui explique son action diurétique très prononcée, et qui mériterait d'être utilisée au cours d'une cure thermale. Elle est destinée à rendre de grands services dans la lithiase rénale.

III. Mesdames et Lardy. — Par leur teneur en bicarbonate de fer, ces deux sources conviennent aux malades affaiblis.

Elles sont particulièrement utiles aux paludéens anémiés que l'on envoie surtout à la source Lardy.

Il va sans dire que ces spécialisations n'ont rien d'absolu, et comme nous le verrons, chaque malade passe successivement par une série de sources, qui l'amènent en dernier lieu à celle qui doit agir le plus énergiquement sur son tempérament pathologique.

De plus, dans la même journée, il est de règle de faire prendre plusieurs sortes d'eau.

Enfin, la plupart des eaux ordonnées dans la cure de Vichy sont les eaux chaudes.

Ainsi, se trouvent actuellement encore réalisées les prescriptions de Mareschal.

1° Les eaux chaudes sont préférables aux froides en toute maladie qui requiert ces eaux (chapitre XXV).

2° On peut mêler les eaux chaudes avec les froides.

CONCLUSIONS

1° A Karlsbad, la plus grande partie de l'eau qu'on doit prendre est bue le matin dans l'espace d'une heure et demie environ.

A Vichy, les prises sont beaucoup plus réparties dans le cours de la journée avec prédominance avant le repas et après le repas.

2° Il est incontestable que les eaux minérales agissent pour beaucoup par leur thermalité. Mais on peut se demander s'il y a intérêt à ce que leur température dépasse certaines limites.

Le Sprudel représente le type des eaux karlsbadoises d'entre lesquelles elle est la plus chaude.

La Grande-Grille, Chomel ou l'Hôpital, restent des types caractérisés des eaux de Vichy, alors qu'à Vichy même existent des sources de température bien supérieures, telles que celle du Dôme.

De cette différence, une autre semble, découler immédiatement.

L'eau du Sprudel, pour être facilement bue, sera refroidie, et alors, elle pourra perdre quelques-unes de ses propriétés ; ou bien, elle sera prise à sa température habituelle, et alors elle entraînera les réactions énergiques que nous avons vues.

Les eaux de Vichy, au contraire, sont toujours absorbées telles qu'elles jaillissent du sol, et produisent ainsi leur maximum d'effets sur l'organisme ; effets moins violents, plus progressifs, plus indifféremment applicables à toutes sortes de constitutions, robustes ou faibles, anémiques, déprimées, nerveuses.

3° L'action physiologique des deux stations sur le tube digestif et les autres fonctions semble également puissante.

Pourtant l'eau de Vichy, spécialement la source de l'Hôpital, prise avant les repas, excite l'appétit d'une façon presque exagérée. On mange beaucoup plus à Vichy qu'à Karlsbad.

Il faut dire aussi que les digestions y sont étonnamment facilitées (soit qu'elles se fassent spontanément, soit que vienne les aider un verre de la Grande-Grille ou de Chomel).

C'est peut-être pourquoi le régime sévère de Karlsbad n'est pas indispensable à Vichy, le malade digérant les plats qu'il aime, et qu'autre part il ne pourrait supporter, résultat séduisant, mais qui peut encourager toutes les imprudences.

Sur l'intestin, aucune des deux eaux ne semble avoir d'action plus marquée que l'autre. Toutes deux prises chaudes, et aux doses actuellement en usage, déterminent aussi facilement une constipation contre laquelle on peut lutter par des moyens semblables.

Elles paraissent avoir sur le foie un effet à peu près égal.

En ce qui concerne l'appareil circulatoire, les eaux de Karlsbad nous ont paru élever davantage la tension sanguine :

La thérapeutique locale semble d'ailleurs préoccupée de soustraire les centres nerveux à des congestions possibles.

Pour prendre le « demi-bain », le curiste a la tête recouverte d'une calotte de toile imbibée d'eau fraîche. Dans le bain de lumière, on lui applique sur la tête et sur le cœur, une spirale de caoutchouc où circule de l'eau froide.

Enfin, le système nerveux semble plutôt surexcité à Karlsbad et calmé à Vichy.

On pourrait expliquer cette différence par le fait que, à Karlsbad, l'acide carbonique est sans cesse drainé par l'air qui circule au fond de la vallée, entre les pentes sur lesquelles la ville est bâtie. Les promenades, qui s'élèvent rapidement à des hauteurs appréciables font d'ailleurs échapper facilement le curiste à l'action d'un gaz plus lourd que l'air. A Vichy, au contraire, située en plaine, ce gaz stagne sur la ville, enveloppe le curiste, qui ne saurait se soustraire à son influence.

Vichy possède, en outre, quelques sources dont les propriétés spéciales complètent sa cure alcaline.

Ses eaux froides excitent la diurèse sur lesquelles les eaux chaudes n'ont que bien peu d'action.

Enfin, par des sources ferrugineuses et arsenicales, elle offre un avantage précieux aux nerveux, aux surmenés, aux déprimés, aux anémiés, qui forment une partie importante de sa clientèle.

CHAPITRE VI

SELS

SELS DE KARLSBAD

On extrait de l'eau de Karlsbad (Sprudel) deux sortes de sel bien distinctes, le sel cristallisé, le sel en poudre.

Le sel cristallisé est du sulfate de soude. Le sel en poudre représente la presque totalité des éléments minéraux de l'eau du Sprudel.

Sel cristallisé. — Pour préparer le sel cristallisé, on porte, sous pression, l'eau à de hautes températures, telles que, elle laisse déposer certaines substances, comme les sels terreux et les carbonates qui, devenus insolubles, forment sur la paroi des cuves des encroùtements épais. Les eaux mères sont reprises, concentrées par ébullition dans le vide jusqu'à un certain degré (36° Baumé). C'est alors qu'on les recueille dans des bassins quadrilatères, d'où elles sont distribuées dans des cuvettes métalliques à fond plat. On y voit bientôt se former les cristaux prismatiques du sulfate de soude.

Cette première cristallisation est épurée, redissoute, filtrée, le liquide parfaitement transparent est versé dans de nouveaux bassins métalliques où se fait la cristallisation définitive.

Les cristaux sont séchés, puis brisés en petits fragments dont on remplit les flacons carrés de 125 grammes qui sont livrés au commerce.

Les sels naturels du Sprudel, obtenus ainsi par l'évaporation et la cristallisation, d'après la méthode du docteur Becher, sous la forme de cristaux transparents et blancs, ont un goût amer et salé, et présentent une réaction alcaline.

Cristallisés, ils se dissolvent dans leur eau de cristallisation à la température de 31° centigrades, et doivent être conservés dans un endroit frais. Le flacon qui les contient doit être aussi maintenu soigneusement bouché, parce que l'action de l'air les expose à perdre leur eau de cristallisation, et les transforme en une poudre sèche et blanche.

La composition chimique $^{\circ}/_{\circ}$ de ces sels cristallisés, est d'après Ragsky, la suivante :

Sulfate de soude	37,695
Chlorure de sodium	0,397
Carbonate de soude	5,095
Sulfate de potasse	traces
Eau de cristallisation . . .	55,520

Physiologie. — Ce sel naturel cristallisé est alcalin, légèrement laxatif et diurétique, pris à fortes doses (une à deux cuillerées à thé, 5 à 10 grammes), il produit un effet purgatif léger. Dans ce but, on peut le faire dissoudre, soit dans les eaux de Karlsbad, soit dans de l'eau ordinaire plutôt chaude (38° à 50° centigrade) que froide, la chaleur favorisant la dissolution. Le sel agit mieux le matin à jeûn.

Sel en poudre. — Mais le sel cristallisé ne représentait presque que le sulfate de soude extrait de l'eau du Sprudel. En 1880, on résolut de fabriquer un sel qui reproduisit les éléments essentiels de minéralisation des eaux de Karlsbad. Les procédés d'extraction furent indiqués par le conseiller Aulique, professeur Ludwig de Vienne.

L'eau, après avoir été portée à une haute température pour la débarrasser des carbonates de manganèse de fer, de magnésium et de calcium, arrive à la surface d'un cylindre de 1 mètre 1/2 de diamètre surchauffé et tournant d'un mouvement lent, elle s'évapore, ne laissant qu'une fine poussière qui tombe à la partie inférieure de l'appareil.

Cette poussière est séchée, moulue, tamisée, et deviendra cette poudre fine et blanche, dont on remplit les flacons carrés de 125 grammes, et qu'on empaquette aussi par doses de 5 grammes. Mais auparavant, il a fallu restituer à ces carbonates le gaz carbonique que les hautes températures leur avaient fait perdre ; de bicarbonate ils étaient devenus mono-carbonates. Pour retransformer les mono-carbonates en bicarbonates, on les sature avec l'acide carbonique émané du Sprudel, et l'on peut voir sous la colonnade du Sprudel les plateaux chargés de sel blanc s'étager sous des vitrines fermées, où des conduites métalliques amènent le gaz pris au griffon lui-même.

Le sel naturel du Sprudel, en poudre, ainsi préparé. est blanc, légèrement salé et amer.

Contrairement au sel cristallisé (sulfate de soude), il n'est pas déliquescent.

Sa composition %, serait d'après le professeur Ludwig :

1° Bicarbonate de soude . . .	36 gr. 11 %
2° Sulfate de soude	41 gr. 62 —
3° Chlorure de sodium	18 gr. 19 —
4° Sulfate de potasse	3 gr. 31 —
5° Carbonate de lithine	0 gr. 20 —
6° Borate de soude	0 gr. 03 —
Acide silicique anhydre, oxyde de fer, chaux, magnésie . . .	Traces
Eau	0 gr. 44

Il représente le résidu d'évaporation de l'eau du Sprudel à l'exception des carbonates terreux (manganèse, chaux, fer, magnésie et de l'acide silicique).

Les chiffres que nous venons de citer et ceux qu'obtinrent divers chimistes ne s'écartent pas sensiblement de ceux qu'on pouvait prévoir étant donné la composition de l'eau du Sprudel.

ANALYSES d'après les calculs	Pr LUDWIG Vienne	Pr HARNACK Halle	Pr GEISLER Dresde	Dr SIPOEZ Karlsbad
Bicarbonate de soude et de lithine, 36 g. 34 %	36.21	36.19	34.97	35.70
Chlorure de sodium 18 gr. 16 %	18.19	17.24	17.94	17.45
Sulfate de soude et de potasse 45 g. 28 %	44.03	46.09	46.82	46.56

Et la dose normale de 5 grammes à laquelle on fait prendre le sel du Sprudel en poudre représente :

	Pour 5 grammes de sel	Teneur de 1 litre d'eau du Sprudel
Sulfate de soude	2 g. 083	2 g. 405
Bicarbonate de soude	1 g. 807	1 g. 298
Chlorure de sodium	0 g. 910	1 g. 041
Borate de soude	0 g. 022	0 g. 004
Carbonate de lithine	0 g. 010	0 g. 012
Fluore de sodium	traces	0 g. 005
Oxyde silicique, anhydre, oxyde de fer, chaux, magnésie . . .	traces	
Eau	0 g. 002	

5 grammes sont à peu près le poids des éléments minéraux contenus dans un litre d'eau de Karlsbad.

Mais puisque plusieurs d'entre eux, comme le bicarbonate de chaux (0 gr. 321 millig. par litre), sont éliminés au cours de l'extraction du sel, les éléments contenus dans 5 grammes du sel pulvérulent doivent s'y trouver dans des proportions un peu différentes de celles où elles existent dans l'eau naturelle. C'est ce que montre le rapprochement de la composition du sel et de l'eau de Karlsbad.

Bibliographie spéciale.

Harnack : Uber ein neues Produkt aüs dem Karlsbader Wasser.

Berliner klinische Wochenschrift, n° 20, 1882.

Geisler : Pharmaceutische, Central halle, IV, 1883, n° 9.

Clinique.

W. Jaworski : Wiener médizinische Wochen Schrift, 1886, n° 6 à 16.

Physiologie. — Une dose moyenne (5 à 10 grammes) de sel en poudre dissous dans un verre d'eau, en arrivant dans un estomac normal, neutralise le suc gastrique pendant un certain temps.

Dans les quinze premières minutes, le sel agit comme un stimulant puissant des fonctions mécaniques et chimiques et cela dans toute l'étendue du tube digestif.

Cette action mécanique de l'estomac détermine la propulsion de la solution saline dans les intestins.

Des mouvements péristaltiques sont provoqués dans l'intestin, comme on peut le reconnaître par les bruits dus au déplacement des gaz. Ces mouvements s'exagérant provoquent le besoin d'aller à la garde-robe.

Les matières contenues dans la portion inférieure de l'intestin s'éliminent ainsi, d'autant plus rapidement, que l'action de la solution saline s'est fait sentir de bonne heure.

Si de fortes doses ont été administrées, il se produit d'autres selles vidant la partie supérieure du tube digestif.

Les actions mécaniques et chimiques simultanées sont bien observées dans les parties supérieures, elles ont pour résultat une abondante sécrétion du suc gastrique et de la bile.

Au début, la sécrétion acide de l'estomac est plus abondante, mais elle est latente à cause de la présence des sels alcalins, mais la sécrétion acide continuant, les sels arrivent (une demi-heure après l'absorption de 10 grammes) à être neutralisés.

Au bout d'un certain temps, tout redevient normal. L'acidité décroît, d'ailleurs, plus rapidement qu'elle s'était accrue.

Le sel pulvérulent agit nettement sur le duodénum et les conduits biliaires, on constate son action par l'apparition de la bile dans les selles.

L'absorption des substances contenues dans la solution saline se fait en même temps que les diverses actions mécaniques et chimiques.

Au bout d'une demi-heure, les sulfates ont disparu de l'estomac et se retrouvent dans les selles.

Les bicarbonates ne s'y retrouvent pas, mais en moins d'une heure, on les retrouvent dans les urines qu'ils alcalinisent et qui deviennent plus abondantes

Les petites doses de sel continuées un certain temps, augmentent la sécrétion gastrique ; mais de fortes doses continuées ainsi donneraient un résultat opposé à cause de l'épuisement glandulaire.

En ce qui concerne le traitement par le sel, de nombreuses expériences ont fait admettre les règles suivantes :

Le temps favorable à l'absorption du sel est le matin, moment où l'estomac est à jeun.

En effet, si le sel est pris pendant la digestion, même à petites doses, celle-ci est troublée, d'où irritation et douleurs possibles.

Pour un estomac plein, la dose utile doit être le double de la dose nécessaire à un estomac vide. Pour ceux qui sont obligés de prendre le sel dans la journée, le meilleur moment est une heure ou deux avant les repas.

La dose minima de sel est de 2 à 5 grammes, la dose moyenne de 5 à 10 grammes. Ordinairement une cuillerée à thé dans un verre d'eau suffit. (Concentration de 2 %, on ne doit pas dépasser 5 % de concentration).

Ce sel est habituellement dissous dans l'eau. La solution peut devenir trouble, ce qui n'empêche en rien son action. On peut aussi prendre le sel dans du pain azyme et dans ce cas, on devra de suite avaler une quantité d'eau proportionnelle.

La meilleure façon de prendre le sel est de le dissoudre dans l'eau naturelle de Karlsbad.

La solution froide sera la meilleure ; pour la préparer on dissout d'abord dans l'eau chaude et on laisse le tout refroidir. L'action purgative est d'ordinaire moins accentuée avec l'eau chaude.

Si le sel est pris en solution chaude, on évitera de le dissoudre dans de l'eau froide et d'élever ensuite la température de la dissolution, afin d'éviter la transformation du bicarbonate de soude en carbonate moins absorbable.

Quand un malade doit prendre plusieurs doses de sel en poudre, il devra laisser entre elle un certain intervalle. Comme il est très important dans les maladies d'estomac que le sel ait la plus grande action possible, on espacera d'autant plus les doses, que l'affection sera plus sérieuse. En général, il suffit d'un intervalle d'une demi-heure entre deux doses de 5 grammes chacune.

Quant à l'heure à laquelle le malade peut manger, après avoir absorbé le sel, il doit se laisser guider par sa faim.

Le sel peut encore s'employer pour des lavages d'estomac : dans ce cas une solution de sel du Sprudel sera préparée en faisant dissoudre de 2 à 3 cuillerées à thé dans 2 à 3 litres d'eau simple.

Si on veut employer le sel en lavements, on dissout 2 à 3 cuillerées de poudre ou davantage dans 2 litres d'eau environ à la température moyenne de 40° centigrade. On peut injecter de grandes quantités de sel dans les organes pelviens, mais il est préférable dans les maladies de ces organes de faire prendre une demi-dose en boisson et une demi-dose en injections rectales.

Des expériences cliniques ont montré que le sel en poudre avait une action thérapeutique manifeste dans les affections suivantes :

Dans tous les cas d'hyperacidité on doit employer des doses moyennes et si la sécrétion est excessive, augmenter la dose pendant un certain temps ;

Si l'hypersécrétion est combinée avec de l'atonie ou une dilatation de l'estomac, on ajoutera le sel à l'eau minérale de Karlsbad ;

Si la sécrétion du suc gastrique est insuffisante, on usera de petites doses, 5 grammes au plus. On les prendra dans de l'eau chargée d'acide carbonique.

La gastrite aiguë est généralement traitée par de petites doses prises en solution froide, le matin de bonne heure, l'estomac étant à jeun.

La dyspepsie causée par une alimentation excessive (Dyspepsia ab ingestis) sera combattue par de fortes doses.

Pour le traitement de l'ulcère d'estomac, le sel a été chaudement recommandé par V. Liemsen et Leube. Ce traitement est particulièrement favorable, parce que l'ulcère s'accompagne le plus souvent d'une hypersécrétion du suc gastrique et d'un catarrhe de l'estomac.

La dilatation stomacale avec atonie musculaire a toujours été efficacement traitée par les lavages avec les eaux du Sprudel.

On emploie également le sel comme purgatif et dans la constipation habituelle on ne dépassera pas 10 grammes.

Dans le catarrhe des intestins, l'ictère catarrhal, la lithiase biliaire, dans la surcharge graisseuse du foie au début de la cirrhose hépatique, dans l'obésité, le sel en dose assez forte est un excellent moyen thérapeutique.

Chez les diabétiques, l'eau de Karlsbad diminue presque toujours la quantité de sucre, les mêmes résultats ont été obtenus par le sel en poudre pris en solution faible, une cuillerée à thé dans un litre d'eau à 50°.

On peut employer encore le sel dans la goutte avec diathèse urique, dans les pyélites et cystites subaiguës

Les injections fréquentes avec des solutions de 1 °/₀ ont prouvé leur efficacité surprenante dans les cas d'amenorrhée et de métrite chronique, de périmétrite et de pérityplitte, des améliorations très rapides ont été observées après ces injections.

Lorsqu'il y a hyperacidité, certains malaises, pyrrosis, éructations, des doses très faibles prises à la pointe d'un couteau sont efficaces après le dîner. Le sel remplace également les préparations de pepsine, ou le bicarbonate de soude.

Dans la diarrhée chronique, dans la goutte avec diathèse urique, dans la gravelle et dans toutes les maladies mentionnées plus haut, où de fortes doses prises en une fois, seraient nuisibles ou trop purgatives, on se trouvera bien de recourir aux petites doses, un 1/2 gramme dans 100 grammes d'eau très chaude.

SELS DE VICHY

Tous les éléments qui entrent dans la composition des eaux de Vichy, étant susceptibles d'avoir une action thérapeutique, il était intéressant de les extraire en totalité. Le sel actuel de Vichy représente le produit total d'évaporation des eaux de Vichy, bien différent, parconséquent, de ce qu'on entendait autrefois sous le même nom « Sel de Vichy » et, qui n'était que du bicarbonate de soude avant que des analyses plus précises n'eussent montré dans les eaux à côté du bicarbonate un grand nombre d'autres sels (chlorures et sulfates) de chaux, de potasse, de magnésie et de lithium, etc.

L'extraction de ces sels se fait dans une importante usine voisine de l'Etablissement thermal et des sources, et organisée d'après les derniers perfectionnements industriels et scientifiques.

L'eau des sources est amenée directement des différents griffons par une pompe qui la déverse dans une bâche d'alimentation. Elle reçoit la chaleur de la vapeur surchauffée, fournie par les générateurs de l'établissement thermal et qu'une canalisation souterraine conduit à la Pastillerie.

La température la fait s'élever dans les cylindres horizontaux d'un appareil à sextuple effet, où elle se surchauffe de plus en plus pour atteindre, grâce à la pression de plusieurs atmosphères à laquelle est soumise la vapeur d'eau, une température de 110° à 115°.

A la sortie de cet appareil, l'eau concentrée à un degré déterminé, arrive dans une chaudière d'évaporation où, sous l'influence du vide et d'un brassage continu, tous les sels contenus dans l'eau sont précipités.

Ils forment ainsi des lamelles prismatiques blanches, transparentes, qu'une essoreuse mécanique va débarrasser de leur humidité et de l'eau mère qu'elles retiennent.

Ces cristaux représentent surtout des monocarbonates, car une partie de leur gaz carbonique a été chassé par la chaleur.

Comme à Karlsbad, on la leur restitue à la salle de saturation, où dans des chambres vitrées et fermées, ils sont soumis à l'action prolongée d'un courant de gaz carbonique, qu'un ventilateur aspirant va prendre directement aux sources.

Mais ce passage des sels monocarbonates à l'état de bicarbonates détermine le déplacement d'une partie de leur eau de cristallisation. Pour enlever cette eau, on « essore » une seconde fois le sel maintenant saturé et on complète cette dessication au moyen du vide.

Les sels ainsi obtenus sont parfaitement blancs, on les pulvérise et on les passe au tamis, ils constituent sous forme d'une poudre impalpable les « Sels de Vichy-Etat » et servent à la fabrication des Pastilles de Vichy-Etat et des Comprimés.

Les eaux-mères produites pendant la précipitation des sels sont de nouveau concentrées au vide, puis évaporées à siccité. Les cristaux que produit cette évaporation sont moins blancs que les précédents, on les traite de la même façon en les soumettant à l'essorage et à la saturation, mais ils ne sont employés qu'à la préparation des sels pour bains.

Le sel de Vichy est réparti dans des flacons de 500, 250 et 125 grammes qu'on exporte en grande quantité. On le distribue aussi dans de petits paquets qui représentent la dose pour un litre d'eau et contiennent par conséquent :

Bicarbonate de soude.	4 gr. 883
Sulfate de soude	0 gr. 291
Chlorure de sodium	0 gr. 534
Bicarbonate de potasse.	0 gr. 352
— de magnésie . . .	0 gr. 303
— de strontiane. . . .	0 gr. 003
— de chaux	0 gr. 434
— de protoxyde de fer.	0 gr. 004
— de manganèse . . .	Traces
Phosphate de soude	0 gr. 130
Arseniate de soude	0 gr. 002
Borate de soude	Traces
Silice	0 gr. 070
Total	7 gr. 006

Usage. — Jusqu'ici le sel de Vichy a été surtout employé pour reconstituer, chimiquement du moins et le plus fidèlement possible, l'eau de Vichy : 7 grammes sont dissous dans un litre d'eau.

Nous nous sommes demandés s'il ne pourrait pas être utilisé aussi comme laxatif léger en le prescrivant comme on prescrit le sel de Karlsbad. Les premiers résultats obtenus nous ont paru encourageants.

CONCLUSIONS

1° Tandis qu'à Karlsbad on extrait de l'eau du Sprudel deux sortes de sel qui ne représentent qu'une partie de la minéralisation, le sel de Vichy contient la totalité des substances extractives des eaux.

2° Si l'on voulait comparer le sel de Vichy au sel de Karlsbad, il faudrait avoir soin de bien spécifier qu'il s'agit du sel de Karlsbad en poudre bien différent du sel cristallisé, (sulfate de soude presque pur). Encore ce sel en poudre ne représente-t-il pas la totalité de la minéralisation, puisque les sels de chaux, par exemple, en sont éliminés. Un paquet de sel, tel qu'il est livré au malade pour l'usage courant, contient :

	Vichy	Karlsbad
Bicarbonate de soude	4 g. 883	1 g. 807
Sulfate de soude.	0 g. 291	2 g 083
Chlorure de sodium	0 g. 534	0 g. 910
Sulfate de potasse	»	0 g. 166
Borate de soude	Traces	0 g. 022
Bicarbonate de potasse.	0 g. 352	»
— de magnésie.	0 g. 303	»
— de strontiane	0 g. 003	»
— de chaux	0 g 434	»
— de protoxyde de fer .	0 g. 004	»
— — de manganèse	Traces	»
Phosphate de soude	0 g. 130	»
Arseniate de soude.	0 g. 002	»
Total	7 gr.	5 gr.

3° Le sel de Karlsbad a fait l'objet d'études très complètes, qui ont entraîné des applications thérapeutiques nombreuses. Il sert non seulement à reconstituer au loin l'eau de Karlsbad, mais comme laxatif et eupeptique. Peut-être pourrait-on trouver une utilisation semblable des sels de Vichy.

Il est vrai que les « Pastilles de Vichy » ont un usage thérapeutique extrèmement répandu.

CHAPITRE VII

LES ÉTABLISSEMENTS

KARLSBAD

Le traitement externe est donné à Karlsbad dans les cinq établissements du Kaiserbad, Elisabethbad, Kürhaüs, Neubad, Sprudelbad.

Le Kaiserbad ouvert en 1895 comprend, outre la loge princière qui se compose de trois pièces luxueuses :

50 cabines pour bains de boue ;

25 cabines pour bains d'eau minérale ;

 4 bains d'acide carbonique ;

10 bains pour traitement à l'eau froide (demi-bain) ;

 5 bains d'air chaud et de vapeur ;

 2 cabines avec caisses d'exsudation (système Berthée) ;

 2 bains électriques à 2 cellules (système Gästner) ;

 3 bains électriques de lumière ;

Plusieurs salles de repos ;

Enfin la salle de gymnastique médicale (système Zander) et l'installation des appareils électriques à air chaud du docteur Tyrnauer.

L'Elisabethbad inauguré en 1906, s'élève dans le parc François-Joseph. On y trouve :

42 loges de bains de boue ;

 3 cabines pour bains de boue partiels ;

24 cabines pour emplâtres (applications) de boue, (12 pour hommes et 12 pour dames).

29 bains d'eau minérale du Sprudel ;

15 bains d'acide carbonique ;

Une installation d'hydrothérapie générale avec 20 cabinets de toilette. (Deux semblables, l'une pour hommes. l'autre pour dames) ;

 3 pièces isolées pour traitement à l'eau froide ;

 2 salles de repos pour hommes ;

 2 salles de repos pour dames.

Le Kurhaus date de 1867. Réadapté plusieurs fois aux besoins de la cure, il contient :

Au rez-de-chaussée :

33 cabines pour bains de boue ;

A l'entresol :

53 cabines pour bains d'eau minérale ;

Bains de vapeur récemment aménagé (un pour hommes, un autre pour dames) ;

Au 1ᵉʳ étage :

 8 bains d'acide carbonique ;

32 cellules pour applications d'emplâtres de boue.

Le Sprudelbad. Existe depuis 1878 et comprend 32 cabines de bains, réparties dans les deux étages de l'établissement. Chaque cabine est pourvue de : une douche pour la tête et de deux douches pour le corps (pomme d'arrosoir et jet).

Le bain est donné soit dans des baignoires en étain, soit dans des piscines en céramique.

C'est le forage n° VI du Sprudel qui fournit l'eau qu'une canalisation amène dans un réservoir élevé.

Au Sprudelbad il n'y a que des bains d'eau minérale.

Le Neubad bâti en 1880, comprend :

Au rez-de-chaussée :

24 cabines pour bains de boue ;

Au 1er étage :

24 cabines pour bains d'eau minérale.

Dans la cour se trouve l'espace consacré au mélange des boues qu'un conduit souterrain met en communication avec le dépôt de boues situé de l'autre côté de la rue.

VICHY

L'établissement thermal de *1er Classe* s'étendant sur une très grande surface, long de 170 mètres, large de 165 mètres, comprend :

136 cabines, dont six de luxe ;

13 grandes douches avec vestiaires ;

L'installation d'une douche médicale ;

24 douches-massages avec vestiaires et lits de repos ;

36 douches ascendantes ;

2 douches avec bain ;

4 bains d'air chaud et 4 salles de massage ;

4 bains de vapeur ;

2 douches de vapeur ;

Salles pour lavage d'estomac et lavages de vessie, douches nasales et auriculaires, bains d'acide carbonique, inhalations d'oxygène et d'acide carbonique ;

2 bains de lumière (chaleur radiante et lumineuse de Dowsing ;

2 grandes piscines chaudes ; 3 grandes piscines froides ;

8 piscines individuelles ;

1 institut de mécanothérapie Zander ;

1 service complet d'électrothérapie avec bains Schnée.

L'établissement de **2ᵉ Classe** renferme :

110 cabines de bains ;

4 grandes douches avec déshabilloirs ;

2 douches avec bains ;

4 douches-massages avec déshabilloirs ;

10 douches ascendantes ;

1 service complet de bains et inhalations d'acide carbonique, inhalations d'oxygène ;

1 bain électrique et lavage d'estomac.

L'établissement de **3ᵉ Classe** comprend :

64 cabines de bains ;

4 grandes douches ;

4 douches ascendantes.

L'établissement mixte de **l'Hôpital** comprend :

24 cabines de bains de 1ʳᵉ classe ;

16 cabines de 2ᵉ classe ;

2 grandes douches avec vestiaire ;

4 douches ascendantes ;

1 piscine d'eau chaude.

L'examen rapide de ces chiffres peut déjà nous fournir quelques renseignements. L'ensemble des principaux établissements de Karlsbad met à la disposition des curistes : 173 cabines de bains d'eau minérale. Il en existe 358 à Vichy, si l'on ne tient pas compte des établissements secondaires tels que Lardy et Larbaud.

D'autre part, Karlsbad possède 149 cabines pour bains de boue, Vichy 28 installations de douche-massages, pour opposer les grandes spécialités balnéothérapiques des deux stations.

Le traitement externe à l'aide des eaux minérales semble donc avoir plus d'importance à Vichy qu'à Karlsbad, où les bains de boue tiennent une place très grande.

Si maintenant l'on voulait entrer dans le détail des installations on pourrait comparer, l'un à l'autre, les deux grands établissements du Kaiserbad et des bains de 1re Classe de Vichy.

Le Kaiserbad bâti en 1895, dresse la masse somptueuse de son édifice Renaissance, à l'extrémité de Karlsbad, qui confine au Goetheweg et à la suite de promenades aboutissant au Kaiserpark. C'est, sans doute, l'étroitesse de la vallée qui imposa son architecture en hauteur (trois étages y compris le rez-de-chaussée) et en cercle fermé.

La disposition intérieure n'est pas moins riche que les formes extérieures.

D'un grand vestibule, au plafond soutenu par de puissantes colonnes, on peut accéder soit à des cabines pour bains de boue qui se trouvent au rez-de-chaussée, soit en descendant quelques marches, à l'installation des demi-bains, soit enfin par le grand escalier aux étages supérieurs.

En le montant on peut remarquer les fresques dans lesquelles Jakesch a représenté la découverte du Sprudel.

Le premier étage est occupé, dans sa partie qui correspond à la façade du monument, par la salle de gymnastique suédoise, système Zander. Les appareils sont les mêmes que ceux que l'on peut voir à Vichy. L'application en est identique.

Ce qui diffère ici c'est l'ornementation. Dans l'encadrement des lignes architecturales, le peintre Lebiedsky, a placé cinq de ses meilleures toiles, représentant les jeux Olympiques, le retour du vainqueur, le jeu de balles, une scène de bain, Esculape et Hygiéa.

Tout le reste du premier étage est réservé aux cabines de bain de boue.

Les cabines du deuxième étage n'ont des bains que d'eau minérale, si bien qu'en faisant connaître une cabine de bain de boue, on donne une idée à peu près exacte de toutes les autres installations.

Chacune des cabines pour bains de boue comprend : un cabinet de toilette, un cabinet de bains et des water-closets. Elles ont le chauffage central et elles sont éclairées à l'électricité, éclairage qui est souvent utile à cause de la difficulté qu'on a éprouvée à assurer l'éclairage naturel des cabines. Elles ne prennent jour, en effet, d'un côté, que sur la galerie circulaire qui donne accès aux salles de bains et de l'autre que sur la cour intérieure de l'édifice occupé en partie par les dispositifs nécessaires à l'élévation des bains de boue.

Le grand établissement thermal de Vichy ouvert en 1904, s'étend largement sur plus de 3 hectares, opposant son front de 170 mètres à la façade du casino dont le sépare toute l'étendue du Vieux Parc.

Par la grande porte, que domine le dôme Central, on pénètre dans un vaste hall où aboutissent presque tous les services. L'établissement est d'ailleurs partagé en deux moitiés symétriques, la partie droite est celle des dames, celle de gauche est réservée aux hommes, en face est le service mixte de la douche médicale. A droite et à gauche, des escaliers ou des ascenseurs permettent de monter au premier étage dont les balcons cintrés avancent dans le vide leurs courbes élégantes.

Au-dessus et encadrant l'ouverture des galeries supérieures, deux fresques d'Osbert figurent les applications thérapeutiques des eaux thermales ; celle de droite représente le bain ; à gauche, des femmes se penchent vers l'eau claire d'une source qui s'échappe d'un rocher et y boivent à longs traits.

La partie principale de la balnéothérapie est installée au rez-de-chaussée. C'est là que, sans effort et sans fatigue, le curiste peut venir prendre son bain de Vichy, sa douche médicale ou sa douche-massage.

Le bain de Vichy se donne dans des salles claires dont les larges fenêtres ouvrent sur l'ancien Parc. Avec ses angles arrondis, ses murailles vernies de couleur crème, chaque cabine s'offre facilement tout entière au nettoyage le plus complet. Son élégance sobre se passe des tentures anti-hygiéniques, une simple balustrade divise la pièce en deux parties, une salle de bains proprement dite et un vestiaire.

Les meubles du vestiaire sont recouverts de crin, ce qui les rend très faciles à désinfecter.

Le bain se prend le plus souvent en baignoire. La baignoire est en fonte émaillée et repose sur un soubassement en faïence. Une pièce de robinetterie en bronze lui amène trois sortes d'eau : froide, chaude et minérale et comprend un tuyau spécial pour le vidage.

Il est ainsi extrêmement facile de régler pour chaque bain la température et sa proportion d'eau minérale.

Les piscines individuelles à eau minérale courante sont profondes de 1^{m}40.

Douche médicale. — C'est la douche en jet. Un dispositif spécial basé sur la différence de densité de l'eau chaude et de l'eau froide permet au médecin-doucheur d'obtenir instantanément la température voulue, de passer comme il lui plaît de la douche chaude ou tiède à la douche froide.

On donne chaque année à Vichy un nombre extrêmement considérable de ces douches qui tendent à faire partie intégrante de la cure.

Douche-massage. — Est une autre spécialité de Vichy.

Le pavillon des douches-massages est divisé en quatre groupes, comprenant chacun trois salles de douches-massages avec vestiaires. Dans chaque salle se trouve un lit, au-dessus plane un instrument mobile destiné à répandre sur le corps du patient une pluie très fine d'eau plus ou moins chaude

C'est encore au rez-de-chaussée que se trouve l'Institut de mécanothérapie. Dans une magnifique salle de dimensions énormes, se trouvent réunis les appareils qui constituent une installation vraiment parfaite du système Zander, de Stockholm.

CONCLUSIONS

De ce rapprochement des Etablissements thermaux de Karlsbad et de Vichy, se dégage l'impression, très nette, que chacun d'eux représente un type parfait adapté à des pays et à des fonctions différentes.

Le Kaiserbad à cause de l'étroitesse de l'espace a dû se condenser en une masse dont la hauteur s'harmonise avec les dimensions architecturales.

Rien ne gênait le développement du grand établissement de Vichy qui a pu s'étaler sur une surface de trois hectares. De plus, la spécialité de Karlsbad, les bains de boues, a imposé certaines dispositions à l'édifice lui-même.

Quant aux applications thérapeutiques : à Karlsbad, les bains de boue ont presque autant d'importance que les bains d'eau minérale.

Les bains de boue n'ont pas jusqu'ici été employés à Vichy, où les bains d'eau minérale semblaient suffire largement à toutes les nécessités thérapeutiques de cette station.

On s'occupe cependant d'installer à Vichy un service d'application de boue.

Enfin la douche médicale et les douches-massages, qui font la spécialité de Vichy, croissent d'importance d'année en année et l'on vient d'y ajouter un certain nombre de cabines destinées aux douches sous-marines.

En ce qui concerne les cabines, on ne peut guère regretter dans celles de Vichy que l'absence des water-closets et surtout d'un lit de repos, comme dans celles de Karlsbad, la faiblesse de l'éclairage direct qui nécessite souvent en plein jour l'emploi de la lumière électrique.

CHAPITRE VIII

BALNÉOTHÉRAPIE

KARLSBAD

L'importance des établissements nous a montré déjà le développement de la balnéothérapie à Karlsbad.

Elle comprend :

1° Bains d'eau minérale ;

2° Service d'hydrothérapie avec le demi-bain ;

3° L'usage des boues avec accessoirement les Fichtennadelbad.

1° Bains du Sprudel. — Les bains du Sprudel se donnent généralement à la température de 33° et durent de vingt minutes à une demi-heure. Ces chiffres ne sont, bien entendu, que de simples indications et varient suivant la nature des maladies et la résistance du sujet.

1° Après de plus ou de moins vagues sensations de picotements et de chaleur de la peau, le malade éprouve souvent un sentiment d'excitation générale avec une sensation particulière de faim.

Répétés tous les jours ou tous les deux jours, ces bains amènent des modifications importantes prévues dans le résultat définitif de la cure, mais ils ne sont pas absolument sans danger et doivent être prescrits avec prudence.

2° Administrée en bains et en douches, l'eau de Karlsbad détermine, en effet, des accidents congestifs du côté du cerveau qui se produisent surtout lorsque la boisson, les bains de vapeur ou de boues sont associés aux bains et aux douches (Rotureau, Dict. Dechambre).

2° Douches. — La douche en jet n'est employée que très rarement et pour des cas particuliers, comme dans la sciatique. Elle n'a rien de spécial. On la donne à Karlsbad, comme ailleurs, sous les trois formes habituelles :

Douche froide, chaude, écossaise.

On use assez souvent d'une douche en pluie horizontale et d'une douche de vapeur. Le plus souvent ces deux procédés thérapeutiques font partie d'un ensemble balnéothérapique qu'on appelle le demi-bain : une spécialité de Karlsbad. Les deux salles du Kaiserbad où on les donne comprennent chacune cinq baignoires et un boxe pour douches.

Un appareil mélangeur permet, instantanément, aussi bien pour les baignoires que pour les douches, de donner à l'eau la température voulue qu'indique un thermomètre adapté à l'appareil lui-même.

1° Le patient est d'abord plongé dans une baignoire à demi pleine d'eau tiède. Le baigneur lui protège alors la tête avec une calotte de toile prise dans un sceau d'eau froide et trempée dans l'eau même du bain, pour que le corps et la tête soient soumis à peu près à la même température.

De la position étendue le sujet passe ensuite à la position assise.

A l'aide d'un récipient à manche vertical le baigneur, d'un geste énergique et rapide, lui projette d'abord sur le dos et ensuite sur la poitrine l'eau qu'il puise dans la baignoire.

2° Dans un deuxième temps, la température du bain est abaissée, on refroidit également celle de la calotte et le patient, étendu complètement dans la baignoire, est soumis à un massage rapide des membres, de la poitrine et enfin à un massage circulaire de l'abdomen dans le sens du gros intestin.

3° Le bain est terminé ; dans une troisième phase, on aborde la douche. C'est d'abord une douche en pluie verticale, tiède, puis froide : à la suite de laquelle, à l'aide d'une lance terminée en pomme d'arrosoir, une douche horizontale est administrée. Souvent l'opération est terminée par une douche de vapeur.

Il nous a paru que ces manœuvres ne pouvaient éveiller de troubles hépatiques ou cardiaques, mais laissaient l'organisme sous une impression de bien-être et de légèreté.

Le pouls avait les mêmes caractères et la même rapidité après qu'avant le demi-bain : 72.

Karlsbad possède encore deux éléments thérapeutiques spéciaux : le Fichtennadelbad et les boues.

3° Le Fichtennadelbad — C'est une substance
noirâtre et fluide tirée, paraît-il, de la distillation des
aiguilles de sapin, d'une odeur résineuse et préparée en
flacons de 150cc, dose pour un bain. On la mélange simplement à l'eau minérale qui prend une teinte jaune
noirâtre.

Nous n'avons pu saisir aucune action physiologique
spéciale, à part un certain agrément résultant de l'odeur
et peut être du contact plus onctueux de l'eau.

4° Boues. — Les boues sont beaucoup plus intéressantes, on les emploie en bain ou en application.

A. Bains de boue. — Les bains se donnent dans les
cabines à deux baignoires que nous avons décrites.

Dès l'entrée, on est frappé de l'odeur balsamique
résineuse répandue dans toute la pièce et l'on aperçoit
bientôt les deux baignoires toutes préparées, l'une fixe,
pleine de l'eau du Sprudel, l'autre, remplie d'une masse
noirâtre, grumeleuse : le Moorbad. L'aspect en est un
peu répugnant : au fur et à mesure qu'on enfonce dans
cette boue dense, granuleuse, à contact moelleux, on est
pénétré par une chaleur douce et enveloppante, du moins
pour la température habituelle de 33° centigrade.

Au bout d'une dizaine de minutes, on a l'impression
d'une chaleur vive de la peau dans l'ensemble du corps
qui repose à peine au fond de la baignoire soutenu qu'il

est par la densité de la boue. Toute notion même de contact ou de position disparaît.

Nous avons également noté quelques modifications de l'appareil circulatoire.

Les battements du cœur d'abord lents et normaux d'intensité, deviennent bientôt énergiques, mais sans qu'il y ait d'accélération notable. Il est fréquent d'éprouver une certaine lourdeur de tête et à un degré plus ou moins marqué de l'obtusion de l'ouïe. Certaines personnes ressentent aussi vers la fin du bain une certaine tension dans l'hypochondre droit. Au sortir du bain, le corps est tout entier recouvert d'une couche noirâtre, assez épaisse, restée adhérente. De l'eau de Sprudel versée sur le dos, la poitrine et les membres, fait réapparaître la couleur de la peau.

Le nettoyage est complété par le bain de Sprudel où l'on reste cinq minutes et l'on passe au séchage. Un peignoir couvre les bras et les épaules, tandis qu'un linge est appliqué autour du cou. Ces linges sont conservés depuis le commencement du bain dans un récipient métallique où ils ont souvent perdu un peu de leur chaleur. Le baigneur accompagne toujours l'essuyage d'une légère friction puis, sur le lit de repos, il fait étendre le patient et par dessus le peignoir, l'enveloppe d'une couverture de laine.

Une impression de bien-être et de repos suit bientôt le Moorbad, le cœur bat plus fort et plus vite, nous avons compté 70, puis 80 pulsations. A la netteté des sensations succède un sentiment plus confus d'euphorie avec un besoin irrésistible de sommeil. Au réveil le pouls battait 64.

Il est d'ailleurs de règle de prescrire à tous les malades un repos de une heure, à l'établissement ou à la maison, après le Moorbad.

B. *Cataplasmes de boue.* — Le Moorumschlag peut se prendre soit à l'établissement, spécialement au Kürhaüs, soit à domicile et c'est là l'usage le plus courant.

La boue est apportée dans un sac de toile assez grand pour recouvrir toute la largeur de l'abdomen et d'une épaisseur de quatre travers de doigt environ, seize lames d'un tissu de coton le séparent de la peau. Sa surface extérieure est recouverte d'un tissu imperméable qui protège le cataplasme contre les déperditions de chaleur.

Le point d'application, comme la durée varient suivant les indications thérapeutiques. Nos observations ont porté sur une application hépatique d'une demi-heure.

C'est d'abord une chaleur sèche et douce qui se dégage de la boue. Puis la chaleur devient plus pénétrante au fur et à mesure que les tissus interposés sont gagnés par l'humidité. Des picotements apparaissent et donnent l'illusion d'un vaste sinapisme.

Nous n'avons pas noté de sensation interne. La circulation n'est pas sensiblement modifiée (pouls : 60 avant, 64 après), mais les malades ont souvent le faciès plus rouge, phénomène assez naturel étant donnée la température du cataplasme. Par contre, il nous a semblé que ces applications n'étaient pas sans modifier quelque peu les fonctions intestinales chez les hépatiques constipés : quelques heures après leur emploi, une évacuation diarrétique se produit souvent.

Les personnes qui n'accusèrent pas de semblables résultats étaient les diabétiques qui prolongeaient les applications jusqu'à 2 heures et même 2 heures 1/2. Peut-être l'application des boues chez les hépatiques détermine-t-elle, par une vaso-constriction des voies biliaires, un flux abondant de bile qui vient exciter, avec le péristaltisme, les sécrétions intestinales. De même, que dans la douche, il est un moment qu'il ne faut pas dépasser pour obtenir la réaction désirée. De même, une action prolongée de boue, au lieu d'exciter le péristaltisme amènera une sorte d'état parétique des éléments contractiles en même temps que l'obtusion de la sensibilité, résultats appréciables dans de nombreux états pathologiques.

C. Origine des boues. — Ces bains et ces cataplasmes ont une genèse assez compliquée. L'humus dont ils sont faits vient de Franzensbad. C'est dans les vastes prairies qui entourent cette station qu'on le récolte en automne.

En approchant des terrains d'exploitation on est déjà frappé par l'élasticité du sol, bientôt il s'amollit et pour ne pas y enfoncer on doit suivre les rails d'un petit chemin de fer qui transporte les boues.

Sur un emplacement immense, la couche superficielle portant le gazon a été enlevée, découvrant une terre noire, que par endroit la sécheresse a crevassé, et qu'en d'autres baigne une eau saturée de sels minéraux.

Cet humus est chargé à la pelle dans des wagonnets qui le portent aux voitures et des trains entiers le conduisent à Karlsbad, sous forme d'une terre noirâtre et grumeleuse, moins riche en fer que celle de Marienbad, complètement inodore Une machine en broye les parties les plus épaisses et la terre est alors distribuée dans les baignoires.

La préparation des bains de boue se fait dans le hall intérieur du Kaiserbad. C'est elle, sans doute, qui a imposé la disposition de l'édifice. La baignoire roulante, portant sa dose d'humus, est amenée soit par simple roulage, soit par un ascenseur pour le premier étage, au niveau des cabines où elle va être employée. Ce niveau est d'ailleurs inférieur d'un mètre et demi environ au solmême de la cabine où nous avons vu le curiste prendre son bain.

Cependant on mélange à la terre de l'eau du Sprudel, en quantité plus ou moins grande, suivant que le bain doit être léger, moyen ou épais, deux hommes armés de larges palettes en brassent la masse qu'un jet de vapeur va porter à la température prescrite appréciée par un thermomètre spécial.

Le bain est prêt, une porte s'ouvre et laisse apercevoir le sous-sol d'une cabine, c'est l'emplacement de la baignoire, on l'y roule jusqu'au fond et un appareil élévateur vient l'enclaver dans l'encadrement du plancher où elle occupe une situation symétrique à celle de la baignoire du Sprudel.

La boue ne doit servir qu'à une seule personne. Quand le bain est terminé, la baignoire est vidée automatiquement dans de vastes réservoirs. De là une pompe la rejette au dehors dans des voitures spéciales « Abfuhrwagen » qui conduisent les boues à plusieurs kilomètres de la ville.

Nous pouvons remarquer que : 1° le bain de boue semble agir par son poids, sa chaleur, les propriétés électriques ou physicochimiques qui lui seraient en grande partie fournies par l'eau minérale ;

2° La boue est amenée à Karlsbad d'une assez grande distance

VICHY [1]

Depuis les origines de Vichy, les eaux n'ont jamais cessé d'être prises en bains. La balnéothérapie à Vichy a déjà une histoire ; d'abord les bains seuls furent employés, puis on leur adjoignit la douche, qui ne tarda pas à prendre une place de plus en plus grande dans le traitement thermal de Vichy.

C'est ce que montre le tableau suivant, publié par MM. Durand Fardel et Sénac :

[1] Nous sommes spécialement redevables de notre documentation balnéothérapique à M. le docteur Raymond.

ANNÉES	Inscrits sur la liste des étrangers	BAINS	DOUCHES
1860	12,690	161,835	22,355
1866	21,357	170,366	26,589
1872	25,524	170,082	35,499
1878	30,883	149,706	54,106
1880	37,067	152,636	54,875
Dr Sénac 1885	46,477	141,144	41,685

(*Durand Fardel*. De la substitution irrationnelle de la douche thermale et de l'hydrothérapie au bain minéral à Vichy. *Société d'hydrologie*, Paris, 1881. Tableau p. 5).

« Il est impossible, dit M. Sénac, de ne pas être frappé de la réduction du nombre des bains. Si la proportion des bains par malade eût été la même qu'en 1860, on eût eu, en 1880, un chiffre de 470,750 bains. Or, on a donné en 1880, avec un chiffre de 37,067 étrangers, 9,199 bains de moins qu'on en avait donné à 12,690 étrangers en 1860. Le nombre des bains par malade est donc tombé de 12,7 à 4,1. »

Si bien que, actuellement, les médecins se divisent en : traditionalistes, qui conservent au bain une grande importance et en prescrivent un par exemple contre deux douches, — et en partisans presque exclusifs de la douche, qui ne donnent les bains qu'à intervalles très éloignés.

Aussi n'aurait-on de Vichy qu'une idée très imparfaite si l'on ne connaissait l'usage qu'on y fait des bains, de la douche et de certaines spécialités, telles que la douche massage.

1° Bains de Vichy. — L'eau minérale est fournie, nous l'avons vu, par la plupart des sources Chomel, Grande-Grille, Lucas, etc.

Des travaux récemment terminés amènent en outre à Vichy l'eau de la source Boussanges.

La masse de toutes ces eaux est élevée dans d'énormes réservoirs en forme de pyramides qui dominent l'Etablissement thermal. Il est rare que le bain soit entièrement minéral, le plus souvent il est demi-minéralisé ou minéralisé au tiers, ce qui permet de lui donner facilement la température habituelle de 35° à 37° centigrades.

Autrefois trop prolongé, il est prescrit aujourd'hui 20 à 30 minutes.

Dans certains cas, quand sur la peau du malade plongé dans un bain de Vichy, il se forme des bulles de gaz carbonique, il peut éprouver des picotements et des démangeaisons. Mais le plus souvent, aucune sensation anormale n'est perçue.

Par contre, vers la 20ᵉ minute, il arrive très souvent que la température du bain s'abaisse de un ou même plusieurs degrés, et qu'alors on éprouve une sensation de fraîcheur. C'est ce qui fait que plusieurs médecins limitent à 20 minutes la durée des bains.

On peut aussi remarquer à la surface de l'eau, l'apparition assez rapide de squames épidermiques.

A la sortie du bain, le curiste est reçu par un baigneur qui l'enveloppe de linges chauds, directement apportés de l'étuve. Ils consistent en peignoirs destinés à sécher le dos et les membres, et en serviettes appliquées sur la poitrine; le séchage se fait d'ailleurs en deux temps : le premier n'est qu'un essuyage rapide, puis le baigneur, prenant le second peignoir et de nouvelles serviettes, complète le séchage, en même temps qu'il exerce sur tout le corps des frictions légères, qu'il termine par le tapotement sur la plante des pieds pour éviter la congestion des centres et la céphalée hydrothérapique de Lejeune.

Le linge usagé est jeté dans des trappes qui le conduisent aux sous-sols dans des récipients spéciaux.

Les frictions ont détaché de la peau une multitude de squames épidermiques, quelle que soit d'ailleurs la date du bain précédent. A ce moment, la peau est rouge et le patient éprouve une chaleur superficielle et un grand bien-être général, avec une sensation de faim. Certains diabétiques dyspeptiques ont conscience de la terminaison de leur digestion paresseuse, d'une détente du spasme de tout le tube digestif avec évacuation du contenu stomacal à travers le pylore, et souvent émissions de gaz par l'anus; aussi certains malades attendent-ils le bain pour aller à la selle, et c'est ce qui ferait désirer l'installation d'un water-closet dans chaque cabine. Le bain semble donc agir d'une façon immédiate sur la peau qu'il décape et congestionne, et d'une façon réflexe sur le système nerveux et le tube digestif;

il produit un apaisement de tous les phénomènes spasmodiques. La sensation du bien-être qu'on éprouve au sortir du bain de Vichy s'accuse encore par le repos dans le décubitus, conseillé par quelques médecins (Willemin).

Le patient devrait ainsi rester une heure étendu sur un lit, soit dans l'établissement, soit chez lui, ce qui éviterait la fatigue et la dépression plus ou moins marquée qu'on observe fréquemment dans la cure de Vichy.

2° Douche médicale générale. — *(A) Formes*. — Se donne sous trois formes : tiède, écossaise, froide.

1° Tiède : 32° à 36° ; elle dure de 1 minute à 1 minute 1/2 (Raymond) et se fait à la lance sous une pression modérée.

2° Ecossaise : comprend une période chaude (1 minute à 1 minute 1/2), 34-36°, terminée par un jet froid à 12-15° très court, quelques secondes (4 à 5).

3° Froide : 12 à 15°, durée 20 à 30 secondes, percussion assez forte.

Dans les trois espèces de douches, on termine par une percussion sur les pieds, surtout dans la douche froide, toujours pour éviter la congestion céphalique. Toutes les formes intermédiaires existent d'ailleurs au point de vue de la température et de la durée, et doivent s'adapter au degré de résistance du malade et de sa réaction. La douche devient ainsi un procédé thérapeutique aussi délicat que puissant, et ne saurait être administrée que par un médecin.

(B) Physiologie — La douche agit sur deux éléments : circulatoire et nerveux, en raison de la vascularisation des papilles et de la richesse des terminaisons nerveuses de la peau.

A. *De la douche froide.* — Dans la douche froide : Sous l'influence du jet froid, il se produit une vaso-constriction périphérique, une sensation de refroidissement ou de chair de poule.

Presque aussitôt, à la vaso-constriction, succède une vaso-dilatation périphérique ; la peau devient rose, le malade éprouve un bien-être marqué, c'est la réaction. Il faut arrêter la douche. C'est là que la science et l'expérience du médecin doucheur doivent intervenir.

Si on allait plus loin, en effet, la réaction serait détruite, d'où refroidissement considérable, céphalée hydrothérapique, congestion des organes profonds et des centres, car de ces actions périphériques résultent naturellement des actions profondes :

1° Au début, à la période de vaso-constriction périphérique, correspond une vaso-dilatation profonde, puis à la vaso-dilatation périphérique, une vaso-constriction profonde. Il en résulte une accélération très nette de la circulation et du débit sanguin dans chaque organe.

La peau excitée est le point de départ d'une série de réflexes qui entraînent une excitation de tout l'arbre cérébro-spinal (pour une douche générale) aussi bien dans les fonctions soumises à la volonté, que dans les fonctions de la vie de nutrition.

De cette double action, il résulte une diurèse abondante et immédiate et un degré plus ou moins marqué d'excitation nerveuse.

B. *De la douche tiède.* — Dans la douche tiède, au contraire, au lieu d'exciter ce riche plexus cutané on le calme (l'eau chaude étant un anesthésique puissant), il s'en suit une dépression plus ou moins accentuée des fonctions nerveuses.

En même temps, au point de vue circulatoire, on arrive d'emblée à la vaso-dilatation, la sensation de refroidissement avec le phénomène de chair de poule, n'ont pas lieu, d'où une perturbation circulatoire beaucoup moindre que dans la douche froide. Donc : " Douche tiède " est sédative tandis que " Douche froide " est excitante.

C. *De la douche écossaise.* — Quand dans une douche froide on obtient la vaso-constriction et la vaso-dilatation ces actions sont très brusques. Il y a une sorte de coup de bélier artériel (Dr Raymond). Quand on n'est pas très sûr des vaisseaux et du cœur, il faut atténuer les réactions.

Avec l'eau chaude, on commence par anesthésier les terminaisons nerveuses et par conséquent les vaso-moteurs : la peau devient rose, si à ce moment on dirige sur le sujet de l'eau froide, elle n'agit que sur des vaso-moteurs à réflexes atténués il se produit une vaso-constriction mais presque insignifiante. Aussi le malade ne pâlit-il pas, il devient seulement moins rose, puis la vaso-dilatation se produit et le corps devient rouge. C'est une action dite toni-sédative, mais qui est d'abord sédative puis tonique.

Douche locale. — *A. Formes.* — La douche locale comprend les modalités les plus diverses. Douche hypogastrique permettant d'agir sur les organes génitaux de la femme et d'obtenir suivant les cas, une diminution ou une augmentation des écoulements sanguins.

Douche sur les grandes viscères, foie et rate. Douche périnéale. Douches ascendantes. Procédés thérapeutiques auxquels on peut ajouter la douche sous-marine (Victor Raymond, *Archives de médecine et de pharmacie militaire*, août 1904). Ces douches locales ont pour but d'utiliser les affinités réflexes qui existent entre les organes profonds et les régions cutanées correspondantes.

B. Technique. — Au point de vue de la technique, la douche locale est une douche en jet. Elle se donne dans le courant d'une douche générale, l'organe visé ne doit jamais être attaqué d'emblée. Après avoir rapidement enveloppé d'eau la face antérieure du corps, on localise le jet sur la région hépatique ou splénique : on douche ensuite le dos du malade et on termine par la face antérieure et les pieds.

La force de percussion, variable suivant l'effet recherché, doit toujours être modérée dans les douches locales, le jet est brisé au moyen, par exemple, d'un doigt appliqué à l'orifice du tuyau de façon à obtenir un éventail et à répartir la pression totale sur une plus vaste surface. Plus le malade est affaibli, plus l'inflammation est récente, plus l'organe est douloureux, plus aussi le jet devra être brisé et l'on parcourera ainsi toute la gamme depuis la simple affusion jusqu'au jet presque intact. La température d'une douche locale comporte les mêmes variations que celle d'une douche générale ; quant à sa durée (variable avec la température et la réaction du sujet) elle sera très courte pour les températures extrêmes : pour les froides, 15° à 18°, 15 secondes de douche générale et 30 secondes de douche locale ; pour les très chaudes, 40° à 45°, 1/2 minute sur la région douloureuse, et plus prolongées pour les douches mitigées 18° à 32° et tièdes 32° à 35°, dans lesquelles on donnera une douche locale de 1 à 2 minutes et une douche générale de 1/2 à 1 minute.

Dans la majorité des cas, dit le Dr Raymond, nous attaquons directement l'organe avec de l'eau à 38°, 39° à jet très brisé, puis peu à peu, nous élevons à 40°, 42°, 45°, suivant les cas, et augmentons en même temps la force de percussion. Nous prolongeons l'application d'une 1/2 à 1 minute jusqu'à ce que la peau soit devenue rouge foncée. Nous terminons par une douche générale mitigée ou mieux froide, d'une durée de 20 à 30 secondes. Nous localisons pendant quelques secondes le jet sur la région précédemment percutée par l'eau chaude. On doit tendre, en effet, toujours vers la douche froide qui produit de beaucoup le maximum d'effets.

C. Indications. — Les principales indications des douches locales peuvent ainsi se résumer :

Organe hypertrophié un peu douloureux chez un sujet en bon état : douche froide ;

Organe hypertrophié un peu douloureux ; malade pusillanime, débilité, réagissant mal : douche mitigée ou écossaise ;

Organe douloureux, malade cachectique, rhumatisant, albuminurique, troubles digestifs, tels que diarrhée
chronique, dysenterie, excitation nerveuse, affections
des voies respiratoires : douche tiède ;

Organe très douloureux : douche chaude ou très
chaude.

3° Procédés divers. — Bains de siège à eau
courante. Douche périnéale, bains de siège à jet pour
anus, périnée, lombes et flancs.

Ces douches sont utiles dans les lésions anales et
périnéales, pertes séminales, hémorroïdes, flaccidité du
scrotum, incontinence d'urine. Elles agissent en provoquant une dérivation vers les parties inférieures du
corps, en décongestionnant la tête et les centres et
aussi les organes abdominaux supérieurs. On peut régler
chaque appareil à la température voulue ce qui en permet l'application à tous les malades.

A. Douches ascendantes. — En douche rectale et intestinale, peut être prise de deux manières :

1° Horizontale, couchée. Un bock où se mélangent
de l'eau froide, eau chaude, eau minérale à une température que l'on règle à volonté et qui est généralement
40° à 41° dans le bock (Raymond) et dans le rectum 39°.
C'est-à-dire, la température centrale physiologique du
corps.

Dans ces conditions, le malade étendu sur un lit
spécial ne sent pas la pénétration de l'eau (Raymond).

Ainsi administrée, la douche horizontale couchée, a

pour effet immédiat un nettoyage maximum de tout le segment intestinal accessible (Raymond), souvent une demi-heure après on voit survenir une selle abondante et fétide, qui correspondrait à une évacuation de matières accumulées dans le cæcum. Secondairement et à distance une transudation se produirait du système porte dans l'intestin par un mécanisme analogue à celui du purgatif.

2° Douche assise. Procédé bâtard, moins médical que le précédent, mais plus commode, très suffisant pour les hépatiques ordinaires.

L'appareil doit être disposé de telle sorte que des pressions moyennes ne puissent être dépassées. Le malade règle lui-même l'arrivée de l'eau, il l'arrête dès que naît le besoin et recommence de deux à cinq fois.

L'indication de ces douches ascendantes est très étendue : elles sont utilement prescrites aux dyspeptiques, aux hépatiques et aux diabétiques.

Leur danger consiste dans l'accoutumance des malades qui arriveraient à n'avoir plus que difficilement des selles spontanées. Aussi ne sont-elles ordonnées, en général, qu'avec prudence.

Cependant, certains médecins des plus distingués et qui ont une grande expérience de ces procédés thérapeutiques, ne redoutent l'inconvénient des douches assises que par un long usage et n'hésitent pas, dans certains cas, à en faire prendre une tous les matins à leurs malades.

Quant au grand lavage intestinal dans la position couchée, il n'est employé qu'à intervalles beaucoup plus éloignés, tous les deux ou trois jours au plus, car plus énergique que la douche assise, il entraîne à sa suite une assez grande fatigue.

B. Douche abdominale sous-marine (1). — La douche abdominale sous-marine se prend dans une piscine d'eau courante remplie d'abord d'eau à 36° et que vient progressivement échauffer, jusqu'à 40°, l'eau chaude amenée par une tuyauterie spéciale que termine une lance. Cette eau arrive en jet plein ayant une pression de 14 mètres au fond de la piscine. Il est dirigé sur l'abdomen dont il demeure éloigné de 25 à 15 centimètres et on lui imprime des mouvements de rotation de droite à gauche suivant la direction du gros intestin et dans le sens du péristaltisme intestinal. La durée de cette pratique hydrothérapique est de 15 à 20 minutes en moyenne. Des résultats intéressants, les meilleurs, les plus constants et les plus durables, se sont produits chez les obèses qui présentaient, en outre de l'hypertrophie du foie et de l'hypertension artérielle. Les différences de poids étaient en moyenne de 200 à 510 grammes par séance et l'effet immédiatement produit sur le foie et la tension vasculaire a été régulier. Les dimensions du foie retrocèdent de 1 à 2 centimètres et la tension baisse de 3 à 4 divisions du manomètre de Potain.

La raison de ces différents phénomènes tient, sans doute, à ce que cette douche abdominale sous-marine agit par sa haute thermalité d'abord, ensuite par le

(1) Renseignements dus à l'obligeance de M. le Dr Binet.

véritable massage de l'abdomen qu'elle réalise et enfin parce qu'elle constitue une douche chaude locale. Sous son influence, la circulation abdominale activée facilite la décongestion du foie et partant diminue le travail du cœur. Enfin, l'avantage de cette douche abdominale sous-marine réside dans ce fait que, n'ayant aucun contact direct avec la paroi abdominale, ce jet, bien que très puissant et très chaud, ne heurte pas les organes intra-abdominaux. Aussi peut-elle être renouvelée très souvent et même tous les jours.

Piscine = douche abdominale sous-marine

		POIDS du sujet	DIFFÉRENCE	DIFFÉRENCE TOTALE
15 juin ...	Avant piscine	91.530		
	Après	91.270	260 g.	
17 juin ...	Avant piscine	90.200		
	Après	89.948	260	1.590
18 juin ...	Avant piscine	90.300		
	Après	90.000	300	1.530
19 juin ...	Avant piscine	89.900		
	Après	89.450	450	2.080
20 juin ...	Avant piscine	90.060		
	Après	89.600	460	1.930
21 juin ...	Avant piscine	90.100		
	Après	89.670	430	1.860
30 juin ...	Avant piscine	88.860		
	Après	88.300	560	3.230
1ᵉʳ juillet	Avant piscine	88.900		
	Après	88.600	300	2.930
2 juillet .	Avant piscine	89.060		
	Après	88.690	370	2.840

		POIDS du sujet	DIFFÉRENCE	DIFFÉRENCE TOTALE
3 juillet . {	Avant massage sous l'eau	88.700		
	Après	88.350	350 g.	3.180
4 juillet . {	Avant piscine	88.730		
	Après	88.400	330	3.130
5 juillet . {	Avant piscine	88.550		
	Après	88.400	150	3.130
6 juillet . {	Avant massage sous l'eau	88.600		
	Après	88.220	380	3.310
7 juillet . {	Avant massage sous l'eau	88.460		
	Après	88.260	200	3.270
9 juillet . {	Avant massage sous l'eau	87.500		
	Après	87.300	200	4.230
10 juillet . {	Avant piscine	87.550		
	Après	87.100	450	4.430
11 juillet . {	Avant massage sous l'eau	87.600		
	Après	87.420	180	4.110

C. Douches-massages. — Les douches-massages prati-
quées depuis de nombreuses années à Aix, ont été
importées à Vichy vers 1890. Sous le nom de douches
d'Aix, les malades, assis sur un escabeau de bois, étaient
massés par deux hommes portant sur l'épaule un gros
tuyau par lequel ils dirigeaient l'eau chaude sur les
membres qu'ils massaient.

A Vichy, Berthe installa les appareils permettant
de masser le malade étendu sur un lit, pendant que l'eau
minérale, additionnée d'eau chaude, est répandue comme
une douche en pluie très fine sur tout le corps.

La douche-massage combine ainsi l'action d'une
eau chaude à celle d'une eau divisée en gouttelettes

extrêmement fines, dont le choc léger produira sur le corps une vaso-dilatation périphérique.

C'est grâce, sans doute, à ce double effet qu'on obtient un relâchement musculaire complet qui favorise le massage, le rend moins brutal et permet un pétrissage profond beaucoup plus complet. On peut ainsi masser des malades en instance de crises, par exemple des crises goutteuses, sans déterminer d'accidents.

Ces douches de Vichy, établies en 1re et 2me classe ont en partie supplanté les douches d'Aix et, grâce aux excellents résultats qu'elles donnent, deviennent d'un usage tellement courant que le nombre des cabines affectées actuellement à ces douches dans les établissements de la Compagnie s'élèvent actuellement à :

12 pour les hommes ;

12 pour les femmes.

La douche-massage remplace, en effet, avantageusement le massage simple, procédé trop violent. Elle trouve de nombreuses indications :

1° D'abord dans tous les cas où le massage serait utile ;

2° Mais plus spécialement encore, chez tous les malades en imminence de crise : goutteux, hépatiques, etc., qui ne supporteraient pas le massage ordinaire. On prescrit en général une douche-massage tous les deux jours.

Jusqu'ici, il n'est pas d'usage à Vichy, comme à Aix, d'amener et d'emmener le malade en chaise à porteurs de son lit à l'établissement, mais beaucoup de médecins exigent que leurs malades, en quittant les douches-massages, passent à la source, boivent les eaux, puis rentrent immédiatement prendre une heure de repos au lit.

Electricité. — Dans le nouvel établissement, la Compagnie a tenu à avoir un service d'électricité très complet et dirigé par un spécialiste M. le Dr Haller.

Parmi les nombreuses salles que comprend le service, se trouvent les bains de Schnée ; le malade habillé, assis sur un fauteuil, place ses bras et ses jambes nues, dans quatre cuvettes de porcelaine appelées " cellules " dans lesquelles passe le courant électrique.

Durée du bain : un quart d'heure environ.

Ce traitement, employé seulement depuis trois années, devient d'un usage de plus en plus fréquent, grâce aux excellents résultats constatés chez leurs malades par tous les médecins qui l'ont prescrit.

Ces bains peuvent être utiles aux rhumatisants et c'est surtout aux goutteux qu'ils donnent des résultats remarquables, même chez les goutteux menacés d'une crise, ils ne semblent jamais en provoquer l'éclosion et il y a déjà bien des malades qui, ayant suivi ce traitement pendant deux ou trois ans, constatent que leurs crises de goutte deviennent de plus en plus rares.

CONCLUSIONS

Karlsbad et Vichy ont chacune leurs bains minéraux qui semblent avoir une action également énergique sur la nutrition et les phénomènes douloureux du rhumatisme chronique. On donne plus de bains à Vichy qu'à Karlsbad.

Quant à leurs autres procédés thérapeutiques il est assez délicat d'établir entre eux une comparaison.

Nous l'avons vu, chaque station a sa méthode spéciale :

Karlsbad : ses boues ;

Vichy : sa douche médicale ;
sa douche-massage ;
sa douche sous-marine.

On peut se demander néanmoins si l'absence des boues à Vichy n'est pas dès maintenant largement compensée par la douche-massage.

Non seulement ce procédé thérapeutique est préférable au simple massage quelle que soit la perfection avec laquelle il est pratiqué à Karlsbad, mais encore par sa température, par la mobilisation méthodique de toutes les jointures, par les pressions régulières et progressives exercées sur toutes les masses musculaires, il semble offrir aux arthritiques, goutteux et rhumatisants chroniques, la plupart des avantages attribués aux bains de boue.

Nous apprenons d'ailleurs qu'à la saison prochaine les cataplasmes de boue seront en usage à Vichy.

CHAPITRE IX

RÉGIME ET HYGIÈNE

Il est incontestable que pour retirer d'une cure hydrominérale, un bénéfice réel et durable, le malade doit se soumettre à des règles très simples mais très importantes inspirées par l'hygiène la plus élémentaire.

I. RÉGIMES

Elles peuvent se résumer en deux groupes (Dr Sénac, Du régime et de l'hygiène des maladies pendant le traitement à Vichy, 1887).

1° Le premier groupe comprend :

Les règles hygiéniques destinées à favoriser l'accomplissement régulier des phénomènes circulatoires :

Vivre le plus possible en plein air ;

Ne pas prolonger le séjour au lit ;

Faire de l'exercice en poussant l'activité musculaire aussi loin que possible, sans arriver néanmoins jusqu'à la fatigue.

La promenade en voiture doit être réservée pour les cas où la marche à pied est impossible, elle peut être d'ailleurs, aussi bien que l'équitation, contre-indiquée pour certains malades souffrant du foie.

Ces recommandations s'appliquent tant à Karlsbad qu'à Vichy et peuvent y être également suivies.

2° La seconde catégorie des prescriptions concerne l'alimentation des malades.

On doit envisager :

1° Le nombre et l'heure des repas :

2° L'abondance des mets ;

3° La nature des aliments.

A. Nombre et heure des repas. — M. le professeur Gilbert insiste sur la fatigue fonctionnelle que chaque digestion impose au foie.

Elle se traduit non seulement par de la pesanteur de l'hypochondre, mais encore par certains signes tel que l'opsiurie.

On peut donc considérer que trois ou même deux repas pris dans les vingt-quatre heures, suffisent à assurer la nutrition, l'on ne devra jamais manger quoi que ce soit en dehors des repas, un aliment insignifiant en apparence, pouvant arrêter ou tout au moins entraver la digestion (Sénac). A Karlsbad, où le petit déjeuner du matin a une telle importance, il est d'usage de faire trois repas :

Le premier entre 8 et 9 heures ;

Le deuxième vers 1 heure ;

Le troisième vers 8 heures du soir.

La plupart des personnes en traitement à Vichy n'en prennent que deux par jour. Beaucoup d'hôtels, à Vichy, suivent encore l'ancienne tradition et servent le déjeuner à 10 heures du matin et le dîner vers 5 h. 1/2 ou 6 heures du soir.

L'heure matinale du déjeuner permet de supprimer le repas du matin, de sorte que les eaux sont ainsi bues à jeun.

La table d'hôte si elle a des inconvénients que nous verrons, a du moins le grand avantage d'imposer une régularité parfaite dans les heures des repas.

B. Abondance des mets. — En ce qui concerne la quantité d'aliments, on doit toujours recommander aux malades une certaine modération.

Cette prescription est, comme nous l'a montré la physiologie des eaux, beaucoup moins nécessaire à Karlsbad qu'à Vichy, où la surexcitation de l'appétit conduit les curistes à manger beaucoup trop : « Il est difficile de se figurer la quantité énorme d'aliments engloutis par certains individus » (Sénac). « Jamais le médecin ne doit oublier de prévenir les malades de la nécessité de résister à cette tendance » (Sénac).

C. Nature des aliments. — Enfin avec la nature des aliments nous abordons la question si discutée du « régime » ou plutôt des « régimes ».

Nous essaierons d'abord de voir comment elle se pose pour étudier ensuite les moyens de la résoudre.

Nécessité des régimes. — De chaque côté elle

apparait théoriquement avec un parfait caractère de nécessité, que ce soit le docteur Sipöcs qui la définisse pour Karlsbad ou le docteur Sénac pour Vichy.

« On a beaucoup écrit sur les régimes de Karlsbad.
« En réalité, il n'existe pas de régime spécial à Kar-
« lsbad, car tout varie suivant la maladie.

« Pourtant, d'une façon générale, certaines règles
« doivent être observées. Ainsi les repas doivent être
« simples, une quantité modérée d'aliments sera ordon-
« née, surtout le soir. On évitera les mets indigestes,
« gras ou épicés, les viandes fumées, les bières fortes.
« Le vin sera pris avec modération comme les autres
« boissons alcooliques.

« Les diabétiques devront observer leur régime habi-
« tuel. On usera modérément aussi du tabac. Beaucoup
« d'exercice en plein air et un grand nombre de bains
« favoriseront la cure de Karlsbad ; il faut éviter le sur-
« menage de quelque nature qu'il soit. Ces mêmes
« recommandations seront observées quelque temps
« encore après la fin du traitement, le médecin connais-
« sant particulièrement la constitution du malade est à
« même d'observer les signes de guérison, il sera seul
« juge en la matière. » (Sipöcs).

Et pour Vichy le régime serait encore plus indispensable.

A l'époque où florissait à Vichy la théorie de l'alcali-
nisation, le régime consistait à peu près exclusivement
dans l'interdiction de tous les aliments réputés acides
ou capables de donner lieu à la production des acides

dans l'économie : vinaigre, légumes acides, fruits. Actuellement le régime est basé non sur la composition chimique ou sur l'action présumée des eaux, mais sur les conditions de santé des malades.

Or, la plupart des malades qui viennent à Vichy sont entachés de « diathèse congestive ou arthritique ».

Les aliments doivent être d'une élaboration facile : viandes bouillies, grillées ou rôties, suffisamment cuites ; légumes herbacés, le plus souvent possible, certains poissons d'une fraîcheur irréprochable, des œufs frais, quelques entremets sucrés et pour dessert quelques fruits de bonne qualité et parfaitement mûrs. Quelques pâtisseries sèches, des compotes et des fruits cuits sont également admis. Tous ces aliments devront avoir subi un degré de cuisson suffisant. Ils devront être accommodés très simplement.

On doit donc écarter toute cuisine complexe. Les sauces, les condiments, les graisses, les crudités : salade, melon, radis et même les '' carottes à la Vichy '' qui franchissent souvent toute l'étendue du tube digestif sans avoir été atteintes par la digestion.

Aux repas : plutôt eau ordinaire rougie, qu'eaux de table gazeuses ne stimulant l'appétit qu'au début et ne tardant pas à produire un effet contraire (Sénac).

Réalisation des régimes. — Si maintenant nous étions amenés à envisager la pratique courante des régimes, nous pourrions dire :

1° Les régimes reçoivent à Karlsbad une application assez rigoureuse et les malades s'en trouvent bien ;

2° Les régimes, jusqu'à ces dernières années, étaient inconnus à Vichy, du moins dans la forme où on les conçoit maintenant et l'on s'y guérissait.

Ils sont actuellement organisés dans un certain nombre d'hôtels et tendent à prendre une importance de plus en plus grande.

KARLSBAD

A Karlsbad, d'après la décision du syndicat professionnel des hôteliers, les menus des restaurants s'inspirent des régimes prescrits par les médecins. C'est ainsi que les mets indiqués sur la carte sont le plus souvent très simples : viandes rôties ou grillées, veau, poulet, bœuf ; légumes verts : épinards, haricots ; compotes de fruits cuits. Chaque plat préparé avec le moins de condiments possible : sel ou sucre. La boisson la plus courante est l'eau de Gieshübler ou de Bilin, Krondorfer et Neudorfer, dont la composition se rapprocherait de celle des Célestins.

Voici quelques menus :

1°
Irish stew
Poulet grillé au cresson
Haricots verts au beurre
Pouding de Francfort

2°
Consommé croûte au pot
Turbot sauce Hollandaise
Pommes de terre cuites à l'eau
Roasbeafs à la Châtelaine
Epinards au velouté
Perdreau rôti sur canapé
Salade ou compote
Pouding de Francfort

3°
Potage Marigny
Sole à la meunière
Pommes de terre cuites à l'eau
Volaille au riz
Haricots verts au beurre
Selle de veau Hanovrienne
Compote ou salade
Glace panachée
Pâtisserie

4°   Turbot de la Manche sauce Hollandaise
Pommes nature et côte de mouton grillée
Haricots verts au beurre
Bombe Francillon
Brioche Parisienne

5°
Consommé Julienne
Zandre bouillie sauce Hollandaise
Pommes nature
Cœur de filet de bœuf mascotte
Petits pois fines fleurs
Perdreau rôti sur canapé
Salade ou compote
Bombe Francillon
Brioche Parisienne

Ce qui permet une telle organisation c'est :

1° Qu'en Autriche et en particulier à Karlsbad la table d'hôte est inconnue. Chaque curiste, dinant à une table particulière, peut commander ce qui lui plaît ;

2° Que le système de la pension n'existe pas, la plupart des curistes logeant dans des villas ou dans des logirhaus, maisons privées qui tiennent des chambres à la disposition des curistes, mais ne sont pas organisées pour donner à manger, si bien qu'à l'heure des repas les restaurants voient affluer une véritable foule.

C'est l'importance de leur clientèle et l'élévation relative des prix, qui permettent aussi aux restaura-

teurs de n'employer que des produits de bonne qualité.
De même l'entente des hôteliers entre eux leur permet
à chacun, sans léser ses intérêts, de n'avoir qu'une
cuisine hygiénique.

La nécessité d'un régime aussi sévère semblait être
imposée par l'action des eaux sur le tube gastro-intestinal. « Ceux qui prennent nos eaux, disent les médecins de Karlsbad, ne doivent manger ni concombre, ni
fruits crûs, ni glace, qui détermineraient des débâcles
diarrhéiques accompagnées de coliques. »

Cependant cette réglementation qui, autrefois était
absolue, tend à perdre de sa sévérité. On n'aurait, pu il
y a trente ans, se faire servir dans aucun restaurant de
Karlsbad une dinde truffée et du champagne. Aujourd'hui
on peut tout obtenir, même des plats orientaux, à con-
ditionde les commander à l'avance. « On pense, en effet,
que le malade peut être accompagné de parents ou amis
bien portants qui ont le droit de manger ce qui leur
plaît. » (Ganz).

VICHY

A Vichy, dans beaucoup d'hôtels, la table d'hôte
existe encore et l'on voit des personnes, venant soigner
les maladies les plus disparates, soumises au même
menu. Il est vrai que la plupart des mets sont d'une
cuisine assez simple et qu'en général ils sont assez nombreux pour que chaque convive puisse choisir ce qui lui

plaît et négliger le reste. Ce système était commercialement le plus pratique. Il faut, en effet, se rendre compte que la plupart des hôtels sont peu considérables et vraiment très bon marché (7 à 10 francs par jour de pension). Ils hébergent une cinquantaine de voyageurs dont les deux tiers environ suivent la cure.

Parmi eux, il y a des dyspeptiques, des hépatiques, des diabétiques, des obèses, des gens amaigris et il est presque impossible, pour un hôtelier, de régler d'avance le menu correspondant aux besoins, aux convenances ou aux goûts de tous ses clients.

La chose devient très facile, au contraire, dans les très grands hôtels, récemment construits, dont les prix sont suffisants pour que les curistes puissent être servis par petites tables comme dans un restaurant à la carte. Chacun y choisit, s'il le veut bien, des plats correspondant au régime que son médecin lui a ordonné.

Il y trouve un menu n'offrant que des mets hygiéniques et sur lequel sont indiqués les plats qui conviennent aux diabétiques, aux dyspeptiques, aux hépatiques.

Nous en citons un pris au hasard :

Hors-d'œuvre variés
Omelette fines herbes
Carré de veau aux petits pois
Côtelette de mouton bouchère
Pommes nouvelles persillées
Pâtisserie
Dessert : fromage blanc
Fraises de Vichy

Les résultats ne sont pas encore suffisants aux yeux d'un certain nombre de médecins qui voudraient donner aux régimes des villes d'eaux et de Vichy en particulier, une réglementation absolument scientifique.

Le régime alimentaire qu'ils imposeraient répondrait aux besoins de chaque malade. Il serait d'ailleurs (Mazeran, 1907, *Annales d'Hydrologie*) : momentané, varié, éclectique.

1° Le régime alimentaire doit être *momentané*, répondre exactement au besoin du malade et se modifier suivant ses besoins ;

2° *Varié*. En supprimant la variété des aliments on supprime l'appétence et les observations de Pawlow, sur les sécrétions psychiques viennent démontrer quel puissant adjuvant ignore, méprise et compromet une diététique trop étroitement observée ;

3° *Eclectique*. Ce n'est pas le malade qui doit s'adapter au régime c'est le régime qui doit s'adapter au malade.

Pour atteindre cet idéal de perfection il faudrait instituer :

1° L'éducation méthodique et rationnelle « des auxiliaires du régime, cuisiniers et hôteliers » ;

2° La réglementation des régimes qui comprendrait ;

A. Un régime hygiènique, régime courant, très large, permettant aux touristes et aux baigneurs ordinaires de satisfaire leurs exigences ;

B. Un régime spécial d'ordre thérapeutique ;

C. Des maisons de régime où des personnes dressées s'attachent à préparer le régime spécial de chaque malade ;

D. Un Kurkaus de villes d'eaux, sanatorium de cure sous le contrôle médical.

II. HYGIÈNE

Déjà avec la question des régimes on s'élève, des simples mesures de thérapeutique privée, à des considérations beaucoup plus importantes et plus générales d'hygiène publique.

Sans nous arrêter à l'alimentation de la ville en eau potable largement suffisante à Karlsbad, comme à Vichy, ni à l'écoulement des eaux usagées que des canalisations munies, à Vichy, d'une usine élévatoire déversent à plusieurs kilomètres au loin, dans l'Eger ou dans l'Allier, nous comparerons spécialement les promenades et la réglementation de la ville.

Les promenades à Karlsbad sont très étendues ; la municipalité s'empressant d'acquérir tous les terrains disponibles pour les ajouter aux parcs déjà existant : quatre-vingt-dix kilomètres d'allées et vingt kilomètres de route carrossable entrecroisent ainsi dans les forêts de sapins qui entourent la station, sur les collines qui bordent la vallée étroite au fond de laquelle repose Karlsbad.

Vichy a aussi ses parcs qui s'agrandissent de saison en saison et tandis que Karlsbad enfermé dans sa gorge profonde a des limites naturelles qu'elle ne peut repousser, Vichy peut s'étaler dans sa vaste plaine.

Déjà la Compagnie fermière a acquis d'immenses terrains pour le Golf. Rien ne l'empêchera dans l'avenir de planter sur la rive gauche de l'Allier un nouveau parc, de construire des hôtels de cure, d'édifier une petite ville purement thermale où tout serait organisé en vue du traitement et de la tranquillité des curistes.

Si l'on doit accorder une part quelconque à la distraction dans le traitement des malades, souvent neurasthéniques, et qui habitués à une vie fiévreuse, peuvent souffrir de leur désœuvrement : Karlsbad a un théâtre où le spectacle commence à 6 heures pour permettre aux curistes d'être couchés à 10 heures ; mais au casino de Vichy, les salons de conversation, de lecture, de correspondances, l'élégance des salles de fête sont à la fois pour le curiste une commodité appréciable et un charme très grand. Le théâtre a été construit avec les derniers perfectionnements de l'architecture et de l'hygiène : l'aération y est parfaite, un appareil réfrigérant disposé sous la salle la maintient toujours à une température agréable. Les représentations sont réglées de telle façon que le spectacle soit toujours terminé avant 11 heures 1/2.

Il semble qu'on ne puisse dans ces conditions accuser le théâtre d'être un obstacle à la cure.

C'est peut-être dans l'ordre de la réglementation et de la police de la ville, que Vichy pourrait envier quelque chose à Karlsbad. Tout ce qui peut choquer l'œil et l'oreille et troubler la tranquillité du curiste est soigneusement évité à Karlsbad.

On n'y entend point de crieurs de journaux, ni de marchands ambulants ou de distributeurs de prospectus, on n'y voit pas non plus traîner de papier. Il est défendu d'en jeter ailleurs que dans des boîtes spécialement destinées à cet usage et des femmes sont occupées à ramasser ceux qui peuvent s'égarer.

Toutes les rues et tous les ponts ne sont pas accessibles aux voitures et surtout aux automobiles. Sur d'autres, la circulation ne s'effectue que dans un sens et au pas. Andréasgase, par exemple, est interdite aux autos, et dans Muhlbrünn strasse ou l'Altewiese, les voitures ne peuvent aller qu'au pas et dans un sens tel, qu'elles remontent le cours de la rivière sur un bord pour la descendre sur l'autre bord.

Enfin, le soir à 9 heures, les restaurants et les hôtels ferment leurs portes, à l'exception de Pupp, Savoy et Weishaupt, qui restent ouverts jusqu'à 10 heures. Les réverbères s'éteignent, tout bruit est interdit, il est défendu de faire de la musique, même dans les maisons privées n'abritant pas de curistes. Les voitures n'ont plus le droit de ne marcher qu'au pas, les cochers ne peuvent faire claquer leur fouet et toutes les rues de la ville sont lavées à grande eau.

Il est bien certain qu'il n'en serait pas autrement à Vichy si la Compagnie Fermière pouvait faire entendre ses judicieux conseils.

Mais l'ensemble des nécessités auxquelles le conseil municipal détenteur de l'autorité, est obligé de faire face, n'a pas permis jusqu'ici tous les progrès qui ne tarderont certainement pas à se réaliser.

CHAPITRE X

CLINIQUE ET THÉRAPEUTIQUE

Au point de vue clinique, on peut se demander s'il vient à Karlsbad des malades qui ne relèvent pas de la thérapeutique de Vichy, et d'autre part, si les malades porteurs d'une affection déterminée se trouveraient bien à Karlsbad alors que Vichy les améliore et les guérit.

En d'autres termes, nous nous proposons d'étudier les indications et contre indications des deux villes d'eaux quant à la maladie et quant au sujet.

INDICATIONS D'APRÈS LA MALADIE

Et d'abord, dans la longue liste des affections pour lesquelles les Eaux alcalines sont efficaces, pouvons-nous saisir quelques particularités qui appartiennent en propre à l'une des deux stations ?

Sans parler des maladies de la vessie (catarrhe chronique de la vessie et ses conséquences), des maladies de la prostate, des organes génitaux de la femme, ni même des états pathologiques de la rate ou des albumineries dont plusieurs trouvent des indications accessoires aussi bien à Vichy qu'à Karlsbad), nous exposerons seulement, aussi brièvement que possible :

1° Les indications ;

2° Les résultats de la cure ;

3° Les détails du traitement des principales maladies de l'estomac, du foie et de la nutrition, en y joignant pour chacune, les quelques observations que nous avons pu recueillir.

Nous laisserons systématiquement de côté le paludisme qui mériterait, tant à Vichy qu'à Karlsbad, une étude à part.

MALADIES DE L'ESTOMAC

LE PROBLÈME

§ I. Une comparaison ne saurait s'établir que par le rapprochement de termes équivalents. Or, entre Karlsbad et Vichy, sur la question des maladies de l'estomac, cette équivalence n'existe pas.

En effet, tandis que la plupart des médecins de Karlsbad ont conservé la phraséologie commode qui s'inspire de la classification des gastropathies en hyper et hypo-chlorhydries, plusieurs des médecins, les plus distingués de Vichy, s'en tenant aux données purement cliniques, ont dû constater le passage de leurs malades de phase d'hyperacidité à des phases d'hypoacidité et acceptent volontiers le démembrement des dyspepsies tel qu'il est présenté, par exemple, dans le traité de Soupault (1906) et par M. Mathieu.

Si l'on voulait absolument établir une concordance entre les affections traitées à Vichy et à Karlsbad, on pourrait peut-être prendre comme point de départ la physiologie.

Il y a dans l'estomac : une muqueuse avec des glandes qui sécrètent ; une musculeuse dont la tonicité et les contractions assurent à l'estomac ses dimensions normales, au chyme, son brassage et son évacuation dans le duodénum ; des plexus nerveux qui règlent toutes ces fonctions, sous l'influence d'excitations multiples venues de tous les points de l'organisme.

La physiologie normale suppose l'harmonie de tous ces éléments, l'un d'entre eux seul peut dévier et créer un état pathologique. Le plus souvent le désordre est général et frappe à la fois la muqueuse et la musculeuse et retentit sur le système nerveux, à moins que le système nerveux lui-même, ne soit à l'origine des accidents.

La déviation fonctionnelle peut se faire en plus ou en moins. Si les fonctions gastriques sont exagérées elles créent :

I. Au point de vue de la sécrétion : de l'hypersécrétion et de l'hypéracidité, hyperchlorhydrie.

II. Au point de vue moteur : une contraction exagérée pouvant aller jusqu'au spasme.

III. Au point de vue nerveux : une hypersensibilité gastrique avec des reflexes intenses dans l'estomac, est soit le point de départ, soit l'aboutissant.

A ce type d'hypersthénie gastrique, on peut opposer l'hyposthénie.

Ce qui la caractérise, c'est un fléchissement dans la fonction : I de la muqueuse, dont les glandes sécrètent en moins grande abondance un suc gastrique hypochlorhydrique ; II de la musculeuse atone dont : 1° les contractions ne conservent plus à l'estomac sa forme quand des ingesta viennent peser sur la grande courbure (Diagnostic de la dilatation de l'estomac basé sur la radioscopie. Leven et Barret. *Presse médicale*, juin 1907). 2° Dont les contractions ne mélangent plus intimement les aliments au suc gastrique, pour les pousser ensuite vers le pylore ; III du système nerveux dont les réactions éteintes ou déviées ne dirigent plus les différents actes de la digestion.

Ce dernier type répond assez bien à la "dilatation" classique.

D'ailleurs, entre les deux syndromes il n'y aurait aucune incompatibilité, l'un pouvant succéder à l'autre chez le même malade, le plus souvent l'hyposthénie suit l'hypersthénie, pouvant aboutir à l'apepsie de la gastrite interstitielle, de même qu'à l'hyperhépatie peut succéder l'hypohépatie et même l'anhépatie. De plus, chacun d'eux, comporte un élément essentiellement variable, c'est le chimisme.

Considéré, il y a quelques années encore, comme un élément absolu de diagnostic, on a vu ses formules se renverser dans les lésions même qu'il semblait devoir traduire avec le plus de rigueur.

« Nous savons aussi, dit M. Soupault, que ce syndrome pylorique tardif accompagné habituellement de l'hyperchlorhydrie et d'hypersécrétion peut se rencontrer avec un chimisme hypochlorhydrique. Nous en avons relevé un assez grand nombre d'observations pour être très affirmatif à cet égard ».

« Enfin, nous avons observé souvent de l'hyperchlorhydrie notable chez des malades souffrant des troubles
ordinaires de la dyspepsie nerveuse, dans laquelle
l'hypochlorhydrie ou un chimisme normal est le type
chimique généralement observé (p. 640). »

Il n'y a donc plus aucun parallélisme dans l'évolution des phénomènes cliniques et des troubles chimiques. Tous les signes fonctionnels peuvent céder au
traitement, alors que le chimisme ne subit aucune modification; le malade restant hyper ou hypo-chlorhydrique.

Grâce à ces quelques considérations pathogéniques,
les seules que nous nous permettons dans ce travail,
que nous aurions voulu faire uniquement de constatations positives, nous pourrons plus facilement comparer
les résultats obtenus sur les affections gastriques à
Karlsbad et à Vichy.

Les deux grands syndromes d'hyper et d'hyposthénie
gastriques peuvent être en relations avec une lésion
organique, ou n'être que la traduction de désordres
nerveux et se rattacher alors aux cas décrits par
M. Albert Mathieu sous le nom de " dyspepsies sensi-
tivo motrices " ou à l'hyperesthésie du plexus solaire de
M. Soupault.

Parmi les lésions organiques, sans parler de la
sténose du pylore qui appartient à la chirurgie, nous
envisagerons le cancer, l'ulcère, les gastrites chroniques.

Le cancer, comme toutes les lésions irrémédiables,
est une contre indication de toutes les cures hydrominérales en général.

Certains médecins de Karlsbad pourtant nous ont affirmé avoir soulagé des malades qui présentaient les signes les plus typiques du cancer de l'estomac. L'amélioration portait sans doute, soit sur la gastrite chronique, soit sur les phénomènes nerveux qui accompagnent souvent ces néoplasmes.

L'ulcère généralement tenu pour une contre indication aux eaux minérales serait susceptible, dans des conditions déterminées, d'être traité à Karlsbad. Nous verrons qu'on l'y considère comme une phase évolutive de l'hyperchlorhydrie.

Quant aux gastrites chroniques, tandis que les auteurs Allemands et en France MM. Bouveret et Hayem attribuent aux lésions de la muqueuse gastrique des troubles objectifs, et de nombreux troubles subjectifs, pour MM. Debove, Mathieu et Soupault, tous les troubles dyspeptiques et névropathiques sont des troubles indépendants des altérations anatomiques ; et, comme les mêmes causes peuvent suivant leur intensité et le temps écoulé, produire de simples désordres fonctionnels ou des lésions de la gastrite chronique, comme en dehors de ces considérations étiologiques assez vagues, rien ne permet le diagnostic entre les deux classes de gastropathies, puisque enfin la gastrite en elle-même ne donne lieu à aucune indication thérapeutique spéciale et qu'on doit traiter les accidents avec lesquels elle coexiste, sans se préoccuper de son existence...
.....nous allons envisager maintenant l'ensemble des causes qui avec ou sans lésions de gastrite chronique entrainent des désordres fonctionnels de l'estomac.

Le cancer et l'ulcère mis à part, ces troubles peuvent résulter :

1° D'une dycrasie telle que l'arthritisme ou la chlorose.

2° D'une lésion hépatique, c'est généralement le mécanisme de production des dyspepsies toxi-infectieuses, dyspepsies des pays chauds, etc..:

3° D'une ptose viscérale (Dr Frantz Glénard '' de l'Entéroptose '', conférence faite à l'hôpital Necker, le 8 mai 1901), dans tous ces cas la dyspepsie peut être dite secondaire.

Quand elle est primitive elle est en rapport :

1° Soit avec des erreurs d'alimentation, en quantité, qualité ou régularité, la surcharge gastrique pouvant être due encore à la rapidité exagérée des repas (tachyphagie).

2° Soit avec des troubles nerveux dans lesquels il faut distinguer :

A Troubles reflexes, provenant de lésions d'autres organes abdominaux, intestins, foie, rein, utérus, etc.

B Troubles nerveux proprement dits : dyspepsies qui sont nettement sous la dépendance d'un surmenage cérébral, travail intellectuel, émotions, chagrins, efforts psychiques, veilles prolongées. Ce sont celles-là qui sont les plus intéressantes à notre point de vue.

KARLSBAD

Les eaux de Karlsbad ne semblent pas convenir indifféremment à toutes les classes de maladies d'estomac.

C'est ainsi que parmi les hyposthéniques, nous sommes amenés à envisager deux catégories de malades.

I. — HYPOSTHÉNIE

Les uns présentent surtout des troubles de la digestion, qui est lente, pénible, flatulente. Leur suc gastrique est souvent hypochlorhydrique. « A de tels malades, aux hypochlorhydriques, nous disait-on, nous ne conseillons jamais notre station, nous les envoyons plutôt à Kissingen ». Chez d'autres malades, c'est la musculature surtout qui fléchit ; il y a dilatation de l'estomac. Elle s'accompagne aussi souvent d'hyper que d'hypochlorhydrie, et fait partie ou bien du syndrome d'atonie gastro-intestinale, ou bien de spasmes pyloriques intermittents.

En atténuant les douleurs et les spasmes, en réveillant surtout la contractilité et la tonicité des couches musculeuses de l'estomac, l'eau de Karlsbad favoriserait l'évacuation du contenu stomacal et amènerait la guérison.

On arrive à ce résultat en ne donnant l'eau qu'à très petites doses à la fois et à jeun.

Il ne faut pas non plus dépasser les doses moyennes (un demi-verre au plus à chaque prise) dans le cas d'atonie gastro-intestinale. On peut y joindre les lavages d'estomac avec l'eau du Sprudel, et comme adjuvants externes, le massage et la mécanothérapie.

II. — HYPERSTHÉNIE

Dans le syndrome hypersthénique, il faut encore distinguer : Karlsbad est surtout indiqué pour toutes les dyspepsies hypersthéniques qui ne sont pas d'origine nerveuse.

On voit peu, en effet, à Karlsbad, de ces malades impressionnables, tout entiers dominés par leur système nerveux, et chez lesquels le moindre choc moral, la moindre fatigue physique retentit douloureusement sur l'estomac.

Si les eaux chaudes apportent une accalmie à ces estomacs irritables, elles ne modifient pas toujours les symptômes dans le sens désiré, et les aigreurs, quelquefois les régurgitations acides, réapparaissent dans la journée, et cet état persiste même après la cure.

Mais les hypersthénies dues à des écarts alimentaires, celles qui sont en rapport avec l'arthritisme, ou des lésions hépatiques, relèvent du traitement de Karlsbad.

On rencontre à Karlsbad trois grandes classes de malades souffrant de l'estomac.

Les uns se plaignent de sensations de brûlures, d'ardeurs de l'estomac, apparaissant dès le réveil, s'exagérant à l'heure où le malade a l'habitude de prendre ses repas. Ils ont souvent des régurgitations acides, jamais de vomissements. Leur état général est le plus souvent satisfaisant. A l'examen physique, la région stomacale est sensible à la pression, il n'y a pas à jeun de clapotage gastrique.

Quelle que soit l'origine et la nature de ce syndrome, le traitement est à peu près toujours le même :

Ingestion d'eaux à doses progressives, et comme thérapeutique externe : Morumschlag sur l'estomac et demi-bain.

D'autres malades ont leurs douleurs non pas seulement avant, mais aussi après les repas : quatre heures environ à la suite des repas principaux.

Ceux-là, comme les précédents, et grâce à un régime à peu près identique, bénéficieraient largement de la cure et verraient leurs douleurs disparaître.

Enfin les médecins de Karlsbad rangent dans la classe des hyperchlorhydries, dont il pourrait être le terme évolutif, l'ulcère d'estomac, auquel nous avons fait allusion à propos des lésions organiques, auquel maintenant son importance nous oblige de faire une place à part.

On peut en rencontrer à Karlsbad des cas assez fréquents, peut-être à cause de la tendance du Pr Leube à faire ce diagnostic.

Il faut distinguer dans cette lésion deux phases : la phase aiguë d'ulcère saignant, où le sang est évacué sous forme d'hématémèse ou de moelena, et la phase chronique de dyspepsie douloureuse.

Pour la phase chronique, à condition que l'ulcère ne détermine pas de sténose, tous les médecins de Karlsbad sont d'accord, leurs eaux, spécialement le Sprudel, amènent une sédation de douleurs et régularisent les digestions Quant à la phase aiguë, nous avons trouvé quelques divergences.

Certains médecins (Salz), considérant comme indispensable d'attendre quelque temps après la dernière hématémèse pour commencer la cure.

D'autres (Hermann), donnant les eaux immédiatement après, ou du moins dès que l'état du malade permet son transport.

Dans ce dernier cas, comme dans le premier, les eaux semblent réellement efficaces et paraissent même prévenir le retour des hémorrhagies.

Ce qu'il y a donc de particulier actuellement à Karlsbad, c'est qu'on y traite les ulcères de l'estomac en pleine évolution, sans, pour ainsi dire, se préocuper des hématémèses au point de vue de l'administration des eaux.

Il est bien évident que si l'hématémèse se produit loin de Karlsbad, on attendra le temps nécessaire pour permettre le transport du malade, mais, si c'est à Karlsbad qu'elle éclate, beaucoup de médecins donnent les eaux (spécialement celles du Mühlbrun, qui auraient une action spéciale sur l'estomac), le lendemain même des accidents.

« Le traitement de l'ulcère d'estomac (1) est au Frems-
« denshospital tout à fait semblable, que l'hémorrhagie
« gastrique existe ou non dans les antécédents :

« Dès qu'un ulcère d'estomac a été constaté, le ma-
« lade, à son arrivée même à Karlsbad, est mis au repos
« absolu au lit. On lui fait prendre, trois fois par jour (à
« son domicile, bien entendu), de grand matin à jeun, à
« midi et le soir, 200^{c3} d'eau minérale. On lui applique sur
« l'estomac des cataplasmes aussi chauds qu'il peut les
« supporter et qu'on remplace par une vessie de glace si
« une hémorrhagie gastrique s'est produite récemment.

« La durée du repos au lit varie suivant les cas. Le
« plus souvent, 8 à 10 jours suffisent, mais quand la sen-
« sibilité persiste, il faut même maintenir le malade au
« lit 3 et 4 semaines.

« De médicaments, on n'emploie guère que le nitrate
« de Bismuth, à la dose de 10 grammes, le matin à jeun
« pendant huit jours, suivant la méthode de Fleiner
« d'Heidelberg.

« Quant au régime le plus courant est celui de Leube
« de Wurtzbourg.

« Pendant les deux premières semaines : lait ou thé
« au lait, toast, soupe de crème.

« Dès la troisième semaine, on y ajoute des œufs
« mollets, du poulet cuit ou du pigeon, beafteach, jambon
« maigre finement haché. »

(1) Communication du Dr Hermann, direct^r du Fremdens-
hospital.

Les résultats obtenus par ce traitement seraient tout à fait remarquables :

« Quatre-vingt-dix pour cent des malades atteints « d'ulcère d'estomac, après un traitement de quatre « semaines au Fremsdenshospital, constatent une rétro- « cession complète de tous leurs symptômes.

« Le résultat éloigné est plus difficile à apprécier « parce que les malades, rentrés chez eux, ne donnent « pas toujours de leurs nouvelles. »

VICHY

DYSPEPSIE

1° Indication. — Il est inutile de dire que parmi les malades qui viennent à Vichy, une des plus importantes catégories est celle des dyspeptiques, la réputation universelle, peut-on dire, des eaux de Vichy pour les affections de l'estomac attirant dans cette station un nombre considérable de gastropathes.

I. — HYPOSTHÉNIE

A part bien entendu l'apepsie des gastrites interstitielles chroniques, toutes les formes d'hyposthénies gastriques sont justiciables de Vichy, que l'hyposthénie prédomine sur le chimisme ou sur la musculature de l'estomac.

Sur le chimisme. — Les médecins de Vichy sont unanimes à dire l'heureuse efficacité de leurs eaux, aussi bien l'hypo que dans l'hyperacidité.

Sur la musculature. — Il vient à Vichy chaque année un grand nombre de dilatés de l'estomac qui ont des malaises après les repas, de la lourdeur, de la somnolence, une incapacité de se mouvoir et de travailler pendant la période digestive.

L'intestin est aussi atone que l'estomac, ce qui entraîne une constipation habituelle. Chez ces malades, la cure de Vichy donne les meilleurs résultats, surtout si on y ajoute une sieste d'une demi-heure après les repas.

II. — HYPERSTHÉNIE

L'action sédative de tout ce qui fait Vichy explique les heureux résultats obtenus dans les cas d'hypersthénie gastrique.

1° Nulle part elle n'est plus efficace que dans les hypersthénies gastriques d'origine nerveuse et ce pourrait être là l'objet d'un travail particulier.

Au contraire de Karlsbad, Vichy compte, en effet, chaque année parmi ses malades, un grand nombre de dyspeptiques nerveux en général très constipés. Ce sont surtout des jeunes filles, chez lesquelles il est difficile de dire si c'est une lésion initiale de l'estomac ou un reflexe quelconque qui est à l'origine des symptômes.

La cure hydrominérale améliore et quelquefois guérit pour toujours les troubles gastriques en même temps qu'elle exerce une action calmante sur le système nerveux.

Avec ces hypersthénies nerveuses et se confondant le plus souvent avec elles, on voit à Vichy comme à Karlsbad, les trois classes, ou suivant certains auteurs,

les trois degrés des formes qu'on appelle encore hyperchlorhydries et dont le plus élevé est représenté par
l'ulcère de l'estomac qu'ici encore nous étudierons à
part.

La statistique que le Docteur Déléage a publié dans
la *Gazette des Eaux* (1901, Traitement hydrominéral des
hypersthénies gastriques, hyperchlorhydries), montre :

> Malades considérés comme guéris et revus
> depuis la guérison . . . . 15 %
> Malades considérés comme guéris et non
> revus . . . . 4,18 %
>
> Total des guérisons . . 19,18 %
>
> Malades considérablement améliorés, ob-
> servés pendant plusieurs cures . . . 39 %
> Malades considérablement améliorés non
> revus . . . . 31 %
>
> Total des améliorés . . 70 %
>
> Malades non améliorés ou n'ayant obtenu
> qu'une amélioration très légère . . . 10 %

Les insuccès s'expliquèrent d'après le Dr Déléage,
soit par la cœxistence d'un ulcère stomacal en pleine
activité, soit par ce que l'hyperchlorhydrie était sous la
dépendance de lésions organiques du système nerveux
tel un cas de paraplégie spasmodique avec hypersthénie
gastrique, d'une maladie utérine ou d'une affection vési-
cale, soit par le refus du malade de se soumettre à un
régime alimentaire approprié, ou d'éloigner les causes
qui entretiennent ses troubles gastriques.

III. — ULCÈRES D'ESTOMAC

On voit, à Vichy comme à Karlsbad, bien des cas où les malades qui souffraient d'hyperacidité présentent plus ou moins soudainement les signes de l'ulcère et ne viennent à Vichy qu'après hématémèse. L'ulcère simple d'estomac traduit par hématémèse se soigne quelquefois à Vichy. Les quelques malades dont nous avons entendu parler se sont tous trouvés améliorés après une seule cure à Vichy : plusieurs années après la cure, l'hématé-mèse ne s'était pas reproduite. Néanmoins, il semble qu'il vienne à Vichy moins d'ulcères d'estomac qu'il y en a à Karlsbad : on se demande si cette différence ne tient pas à la fréquence plus grande des ulcères d'esto-mac dans l'Europe centrale. D'ailleurs beaucoup de médecins n'admettent le traitement de Vichy que pour l'ulcère cicatrisé.

Une des contre-indications de la cure à Vichy dit l'un d'eux (Déléage, *Gazette des Eaux*, 1901), est l'hyper-chlorhydrie en rapport avec un ulcère gastrique en pleine évolution.

Dans son rapport au Congrès français de Médecine, M. Linossier parlant du traitement de l'ulcère simple de l'estomac ne semble pas partisan des cures hydrominé-rales. Il insiste sur la tendance naturelle de cette lésion à la guérison. La thérapeutique doit donc se proposer moins de guérir un ulcère que d'écarter les causes qui contrarient sa guérison naturelle.

Ces causes sont : 1° les mouvements de l'estomac.

2° L'irritation produite par les aliments.

3° L'action digestive du suc gastrique.

Les moyens propres à réaliser leur suppression ou du moins leur atténuation, sont de trois ordres : 1° Chirurgicaux : gastro-entérostomie, mais l'ulcère ne doit être traité chirurgicalement qu'en cas d'échec de la médecine.

2° Diététiques et s'il était nécessaire de déterminer un régime qui fut appliqué indistinctement à tous les cas, c'est au régime lacté de Cruveiller que M. Linossier se rallierait.

3° Médicamenteux, bicarbonate de soude, M. Linossier oppose quelques objections : d'abord l'estomac peut être distendu par le gaz que ce sel peut dégager et surtout le bicarbonate de soude excite la sécrétion gastrique non seulement à petites doses, mais même aux fortes doses utilisées en thérapeutique.

L'action irritante du suc gastrique sur l'ulcère est supprimée par l'usage continue des alcalins, mais la muqueuse est maintenue en état de sécrétion forcée et ininterrompue.

Par contre, l'auteur rappelle que les Allemands utilisent souvent dans la cure de l'ulcère gastrique l'eau de Karlsbad.

En France, M. Hayem, a particulièrement étudié cette médication sous le nom de médication dialytique, en substituant toutefois à l'eau de Karlsbad naturelle une solution saline de composition analogue :

Eau distillée . . . . 1000^{c3}

Bicarbonate de soude . . . 2$^{gr.}$50

Sulfate de soude . . . . . 3 »

Chlorure de sodium . . . 2 »

Le mode d'emploi de cette solution est inspiré de celui qui est en usage à la station de Karlsbad.

Le matin à jeun, on fait prendre au malade en trois fois par quantités égales et à intervalles égaux (toutes les vingt minutes) une certaine dose de la solution chauffée au bain-marie jusqu'à une température de 40° environ. La dose du premier jour est de 250 cent. cubes. Cette dose sera augmentée chaque jour de 50 cent cubes jusqu'à ce qu'on arrive au demi-litre, dose qu'on ne dépasse pas. Vingt minutes après la dernière prise le malade peut faire son premier repas.

Cette cure doit être faite pendant un temps limité comme à la station même ; elle doit durer en moyenne vingt-cinq jours, elle peut être plus longue ou plus courte suivant les cas, elle ne doit pas dépasser trente jours.

Quelques médecins (Salignat) soigneraient volontiers au contraire, l'ulcère d'estomac même peu de temps après l'hématémèse. Il va sans dire qu'on n'enverra pas aux sources, ou même qu'on ne fera pas voyager, pour venir à Vichy, un malade qu'une hémorrhagie vient d'affaiblir et qui peut la voir réapparaître à la suite d'un mouvement ou d'un effort.

Mais dès que le malade est transportable il y aurait intérêt à l'amener à Vichy, et pour une hématémèse survenue à Vichy même, dès l'hémorrhagie tarie, on pourrait faire prendre au malade, chez lui, dans son lit, l'eau apportée des sources.

2ᵉ Résultats. — La cure de Vichy améliore presque toujours les dyspepsies en entraînant :

L'atténuation des douleurs ;

La régularisation de l'appétit ;

L'amélioration des digestions ;

Une modification souvent marquée du chimisme gastrique, comme le montrent ces quelques observations (1) :

		Avant la cure	Après la cure
Observ. I. — M. F...	Acidité totale. . .	2.95	2.81
	Chlore total . . .	4.23	4.23
	Chlore fixe. . . .	1.24	2.11
	Chlorhydrie . . .	2.99	2.11
Observ. II. — M. M...	Acidité totale. . .	2.37	2.59
	Chlore total . . .	3.50	3.79
	Chlore fixe. . .	1.16	1.09
	Chlorhydrie . . .	2.34	2.70

Le chimisme ne s'est pas amélioré à la fin à cause d'une crise d'hyperchlorhydrie survenue à ce moment sous l'influence d'un écart de régime.

		Avant la cure	Après la cure
Observ. III. — M. B...	Acidité totale. . .	3.43	3.35
	Chlore total . . .	4.38	4.38
	Chlore fixe. . . .	0.87	1.09
	Chlorhydrie . . .	3.50	3.29
Observ. IV. — M. M...	Acidité totale. . .	2.44	2.11
	Chlore total . . .	3.65	2.21
	Chlore fixe. . .	1.38	1.09
	Chlorhydrie . . .	2.25	1.12
Observ. V. — M. G...	Acidité totale. . .	2.00	1.24
	Chlore total . . .	3.28	2.40
	Chlore fixe. . . .	0.73	1.02
	Chlorhydrie . . .	2.55	1.38

(1) *Modifications du chimisme gastrique chez les hyperchlorhydriques sous l'influence de la cure de Vichy* (Méthode Hayem et Winter), docteur Salignat.

			Avant la cure	Après la cure
Observ. VI. — M. V...	Acidité totale . . .		2.59	1.89
	Chlore total . . .		3.28	3.43
	Chlore fixe . . .		1.67	1.46
	Chlorhydrie . . .		2.56	1.97
Observ. VII. — M. B...	Acidité totale . . .		2.77	2.38
	Chlore total . . .		3.65	3.28
	Chlore fixe . . .		0 87	1.09
	Chlorhydrie . . .		2.78	2.19
Observ. VIII. — M. L...	Acidité totale . . .		1.89	1.82
	Chlore total . . .		3.65	3.50
	Chlore fixe . . .		1.75	1.60
	Chlorhydrie . . .		1.90	1.89

L'acidité totale et la chlorydrie baissent donc à la suite de la cure de Vichy. Il faut noter encore une diminution des chlorures portant surtout sur le chlore fixe, ce qui indique une meilleure digestion.

Traitement. — *1° Eaux.* — Le choix de la source ne serait pas indifférent (Salignat et Déléage), Chomel et Hôpital agissent très différemment sur les hyperchlorhydriques. Tandis que Chomel calme les douleurs, l'Hôpital, au contraire, les augmente très sensiblement.

Néanmoins bien des médecins suivent l'ordre habituel des prescriptions et commencent par 50 grammes d'Hôpital avant chacune des quatre prises alimentaires ; ils continuent par Chomel et la Grande-Grille à dose progressante jusqu'à 100 grammes par verre.

2° Balnéothérapie. — Bain demi-minéral alternant avec douche tiède et froide.

3° Régime. — On part d'une alimentation plus ou moins réduite suivant l'intensité des symptômes, pour augmenter ensuite graduellement au fur et à mesure de l'amélioration :

Régime des Dyspeptiques et Hépatiques

(Prescriptions indiquées au verso d'un menu)

HORS-D'ŒUVRE. — Généralement défendu.

POTAGES. — De préférence les potages au lait et aux légumes, les purées de pommes de terre, riz, lentilles, pois, haricots.

Sont défendus : dans quelques cas le potage gras, toujours les potages aux choux, les potages fortement épicés (en bisques).

POISSONS. — *Sont permis :* les poissons de rivière accommodés simplement (point de friture) et les poissons de mer maigres, sole, merlan, turbot, barbue).

Sont défendus : les poissons gras, saumon, maquereau, anguille.

Sont défendus : les homards, langoustes, écrevisses.

VIANDES. — *Sont permises :* de préférence les viandes blanches (veau, poulet, agneau) grillées, bouillies et rôties ou accommodées de sauces légères.

Sont permises : quelquefois les viandes rouges, bœuf, moutons, mais grillées ou rôties.

Sont défendues : les viandes en sauces, ragoûts ou fortement épicées. Les graisses seront toujours proscrites.

LÉGUMES. — *Sont permis :* les pommes de terre, surtout en purée et en robe de chambre, les laitues, chicorées, épinards, asperges, artichauts de préférence en purée ou simplement au jus.

Les légumes secs en purée, haricots, pois, lentilles, le riz, les pâtes alimentaires (macaroni, etc.)

Sont défendus : choux, choux-fleurs, carottes, oseille et crudités : melons, salades. Les œufs sont généralement permis, souvent recommandés, accommodés simplement.

Desserts. — Fromage, de préférence frais et mou.

Sont défendus : tous les fromages forts (roquefort, brie, camembert, etc.)

Sont permis : le raisin, les fruits cuits. Les autres fruits seront proscrits ou tolérés suivant les cas.

Patisserie. — En quantité très modérée, de préférence gâteaux secs ou très légers, comme les meringues.

Les crèmes cuites, œufs à la neige, soufflés.

CONCLUSIONS

Karlsbad et Vichy paraissent avoir une action également satisfaisante, dans de nombreux cas de dyspepsies.

Celle de Karlsbad est peut-être plus énergique.

Celle de Vichy plus progressive et plus douce, plus variée aussi : excitante avec l'eau de l'Hôpital, sédative avec l'eau de Chomel et de la Grande-Grille.

Chaque station sur le terrain gastropathique aurait aussi sa spécialité.

Vichy s'adresse à la classe si nombreuse des gastropathes nerveux. Karlsbad soigne les ulcères d'estomac à la période d'activité. Il faut ajouter qu'ils sont traités surtout au Fremden-Hospital, où les malades restent constamment sous la surveillance d'un médecin.

On voit aussi combien différente est la thérapeutique d'une station à l'autre.

Karlsbad : l'eau prise le matin et à jeun a surtout pour effet d'évacuer le résidu stomacal s'il existe, de laver la muqueuse en l'excitant puissamment enfin d'éveiller pour toute la journée les puissances fonctionnelles de l'estomac.

Vichy : Chaque repas est préparé par une ingestion d'eau excitante comme Hôpital dans le cas d'hyposthénie, calmante comme Chomel, s'il s'agit d'hypersthénie et après les repas l'emploi des mêmes sources permet encore de modifier la digestion dans le sens désiré.

MALADIES DU FOIE

KARLSBAD

De toutes les maladies du foie c'est la lithiase qui relève le plus spécialement d'une cure hydrominérale. Nous envisagerons successivement :

Prélithiase ;

Colique hépatique ;

Accidents de la lithiase autre que la colique.

I. PRÉLITHIASE

Indications. — Il s'agit d'individus jeunes encore, d'hérédité lithiasique, de cholémiques familiaux et qui à la suite d'excès alimentaires, de fatigue ou d'émotions, présentent avec une légère teinte jaune de la peau, des sensations pénibles de tension ou d'élancement dans l'hypocondre droit et un foie, sinon gros, au moins perceptible à la palpation.

Résultats. — Le traitement de Karlsbad :

1° Retarde la phase de lithiase vraie ;

2° Fait disparaître les douleurs hépatiques et l'ictère léger ;

3° Améliore les fonctions digestives et l'état général, le malade gagne généralement du poids.

Traitement. — Voici les détails d'un traitement appliqué à de tels malades :

Eaux minérales. — Le matin : deux demi-verres (105 grammes à chaque prise) de Sprudel à une demi-heure d'intervalle avant le petit déjeuner ; à midi : une heure avant le repas principal, la même dose ; à cinq heures la même dose.

En cas de constipation prendre un paquet de sel de Karlsbad dans le premier verre.

Balnéothérapie. — Tous les jours ou tous les deux jours un bain de Sprudel à 28° Réaumur (33° centigr.).

II. COLIQUES HÉPATIQUES

Indications. — Après une colique nettement caractérisée, dès qu'il est bien certain que l'infection n'est pas en jeu, le traitement de Karlsbad doit être institué et il est inutile d'attendre que les douleurs de la dernière colique soient passées.

De même, chez un lithiasique avéré, la non reproduction des crises ne doit pas faire renoncer à la cure de Karlsbad, la colique qu'elle peut déterminer traduit l'élimination de calculs qui tôt ou tard auraient pu produire les mêmes accidents.

Il est, en effet, fréquent qu'un cholélithiasique présente au cours de la deuxième ou troisième semaine, en tout cas le plus souvent dans les vingt premiers jours, quelquefois à la fin de la cure, une crise douloureuse.

Plusieurs médecins (le Dr Lebovici en particulier) nous disaient : « C'est à Karlsbad que nous avons observé les coliques hépatiques les plus violentes. »

Le point de départ peut en être une excitation pschychique, une fatigue telle qu'une promenade trop longue ou trop rapide, ou encore un écart de régime, mais l'action seule de la cure suffit à la produire, c'est la crise thermale. Cette crise peut encore apparaître quelque temps après la fin du traitement.

Résultats. — De toutes manières, après Karlsbad, le lithiasique a généralement des crises plus rapprochées et plus douloureuses, mais l'amélioration se manifeste pendant l'année.

Traitement. — *Eaux minérales :* sources les plus chaudes.

Les premiers jours prendre le matin, à jeun, un verre (210 grammes) de Marckbründen (42° centigr.), un verre de Schlossbründen (42°3 centigr.) avec un intervalle d'une demi-heure entre les deux verres. Attendre trois quarts d'heure après le dernier verre pour commencer le petit déjeuner.

A midi ou à cinq heures : un verre (210 grammes) à Mulhbrunn (39°7 Réaumur, 49°7 centigrade).

Les jours suivants :

Le matin : un verre de Schlossbrünn, un verre de Sprudel (73° centigr.). A midi : un verre de Schlossbrünn. Puis le matin : deux verres de Schlossbrünn, un verre de Sprudel.

Pour arriver enfin à la dose de :

Le matin : trois verres de Sprudel ;

L'après-midi : un à deux verres de Schlossbrünn. Si constipation, sel de Sprudel dans le premier verre ou petit lait.

Beaucoup de médecins conseillent la Felsenquelle (62°2) et on voit, en effet, un certain nombre d'ictériques boire à cette source.

Balnéothérapie. — A. Sprudelbad.

B. Bains de boue. — Moorbad.

C. Surtout Moorumschlag à une température de 55° Réaumur appliqué sur la région hépatique pendant une durée qui varie suivant les médecins et les cas, d'une demi-heure à deux heures.

On les prescrit souvent tous les deux jours avec dans l'intervalle un bain d'air chaud à une température aussi élevée que possible.

Régime. — *Défendus :* les aliments acides, les aliments gras, fromages, mayonnaise, salade, saucisson, condiments, café noir, bière.

Recommandés : le lait non bouilli, de Hagendorf, un litre au moins bien pur ; légumes verts ; viande une seule fois par jour ; compote de fruit, pain de Graham ; trois swieback, eau minérale de Bilin.

Menu d'un déjeuner du matin :

Deux œufs, biscuits Swieback, lait, beurre.

Menu d'un repas principal :

Potage blanc (céréales) ; poisson ou viande blanche ; préparation au lait de Sago, tapioca, riz ; légumes verts, haricots, épinards ; compote de fruits ; deux oranges ; boissons : lait, eau de Bilin.

Menu d'un dîner :

Deux œufs en omelette ; céréales ; compotes ; lait ; une ou deux oranges.

Beaucoup de médecins recommandent de boire chaud : soit du thé, soit de l'eau sucrée chaude mêlée de jus d'un citron.

Si une crise survient, on suspend momentanément la cure pour prescrire immédiatement un lavement froid, un repos au lit absolu dans le décubitus dorsal, des boissons chaudes, telles que thé, camomille, menthe. Enfin, pour calmer la douleur un suppositoire à la morphine : et dans les cas sévères où ces premiers moyens échouent, une injection de morphine.

Dès la période aiguë de l'attaque terminée, le malade reprend les eaux à une dose de quatre ou cinq verres de Sprudel et on lui appliquera, dans son lit, tous les jours un Modrumschlag.

Les médecins de Karlsbad conseillent de répéter la cure, du moins celle des boissons, au moins trois ou quatre fois à la maison et de boire s'il est possible toute l'année de l'eau de Vichy (Dr Lebovici).

III. COMPLICATIONS DE LA LITHIASE

A. L'inflammation, la cholécystite et la péricholecystite aiguë commandent l'arrêt du traitement. Il n'en est pas de même des complications mécaniques.

B. *Enclavement d'un calcul* dans les voies biliaires.

La cure à Karlsbad permettrait quelquefois d'éliminer un calcul arrêté dans les voies biliaires. On imagine facilement les théories pathogéniques invoquées : hypersécrétion de la bile, qui vient exercer une pression plus ou moins considérable sur le corps étranger ; excitation du péristaltisme dans les voies biliaires ; atténuation de sensibilité de la muqueuse dans différents canaux excréteurs, supprimant des reflexes constricteurs.

Il va sans dire que la cure de Karlsbad ne saurait le plus souvent éviter l'intervention chirurgicale.

Balnéothérapie. — Les moyens employés sont encore des applications de boue qui peuvent agir en atténuant les douleurs et en provoquant soit une vaso-constriction, soit une vaso-dilatation de tout l'arbre biliaire.

On y ajoute le Sprudelbad simple ou mélangé d'un kilog de son blanc, destiné à adoucir la peau et à combattre les démangeaisons dues à l'ictère (Salz).

Eaux minérales. — (Docteur Hirsch), enfin quand toute douleur spontanée a disparu, le malade doit prendre la plus grande quantité possible d'eau du Sprudel ou de Muhlbrünnem de la manière suivante : essayer d'abord deux verres de Sprudel, puis augmenter la dose de Sprudel jusqu'à trois et quatre verres et même davantage. On peut y ajouter une irrigation intestinale de deux litres d'eau de Sprudel.

Régime. — Le malade devra faire un peu de marche à pied.

OBSERVATIONS

Sans opération. — Mme K..., 39 ans et demi. Coliques hépatiques depuis 1905. Une cure à Karlsbad 1905, fait gagner à la malade amaigrie douze kilogs. La cure finie elle eut, à la suite d'une émotion, une violente colique accompagnée d'un léger ictère. Plus tard, elle s'aperçut d'une douleur dans la région hépatique. En février 1906, nouvelles séries de coliques, deux fortes et plusieurs légères, les premières suivies de jaunisse. La douleur hépatique persiste de même que l'ictère. Les selles sont régulières, l'appétit bon. Cure 1906, sans incident. A la suite, l'ictère persiste avec la même intensité ; il résiste à la suite d'une colique qui eut lieu le 28 août. Puis les crises se répètent avec violence, l'ictère se fonce, les selles se décolorent, des frissons apparaissent, la maigreur s'accentue. Le foie est palpable et un peu douloureux à la pression, spécialement au-dessus et à droite de l'ombilic. L'état de faiblesse de la malade empêche seul d'intervenir chirurgicalement à ce moment.

On prescrit du moins une cure à Karlsbad. Là, les crises paraissent diminuer d'intensité tandis que, au contraire, l'ictère s'accuse encore. Le foie n'est plus si douloureux à la pression. A la fin de la cure l'ictère avait presque disparu.

Avec opération. — M. D..., 45 ans, maître d'école.

Ancien rhumatisant. En mai 1904, première colique hépatique avec vomissement muqueux, puis les coliques se suivirent, très fréquentes, souvent suivies de rejet de calculs. Jamais de jaunisse, mais urines foncées. En 1905, il accuse des troubles gastriques très marqués, présente une coloration ictérique souvent visible aux conjonctives et aux extrémités.

La langue saburrale. La région vésiculaire douloureuse à la pression.

Cure de 1905. — Colique hépatique typique avec jaunisse. Après la cure : crises d'abord plus légères, garde-robes plus régulières, on n'y trouve plus de calculs, la jaunisse persiste.

Cure de 1906. — Du 22 au 23 avril, colique typique avec une élévation de température de 38°1.

Cure de 1907. — Au début : amélioration de tous les symptômes. Après trois à quatre semaines (au cours de la quatrième), attaques successives de plus en plus fortes qui amenèrent à intervenir chirurgicalement.

Le 8 juin 1907, l'ouverture du canal cystique permit d'enlever un calcul irrégulier et du sable biliaire, on constate aussi au cours de l'opération beaucoup d'adhérences.

Depuis l'intervention (8 juin au 10 août), il n'y a plus eu de coliques, le malade n'a éprouvé que de vagues douleurs dans la région du foie.

C. *Cirrhoses*. — Non seulement la cirrhose calculeuse, mais aussi les cirrhoses biliaires de toute nature : maladie de Hanot, cirrhoses veineuses, surtout naturellement, les cirrhoses hypertrophiques, d'origine alimentaires ou éthylique.

Congestion du foie. — On désigne sous ce terme vague l'augmentation de volume du foie qui accompagne et suit souvent les coliques hépatiques. En même temps que de l'hépatomégalie il y a fréquemment aussi de l'hépatalgie. Quelles que soient les explications pathogéniques qu'on donne de ces états, ils s'améliorent beaucoup à Karlsbad. Le traitement qu'on leur prescrit est à peu près celui de la prélithiase. On peut en dire autant de toutes les « congestions hépatiques en général », c'est-à-dire de tous les états qui s'accompagnent de troubles hépatiques avec gros foie.

VICHY

Vichy est, par excellence, la station française de la lithiase biliaire à toutes ses phases.

I. PRÉLITHIASE

Indications. — La cure à Vichy est très efficace dans la série d'accidents dyspeptiques et hépatiques qui constituent la prélithiase. Tous les autres accidents prélithiasiques : palpitation, dyspnée, migraines, vomissements, sont aussi tributaires de Vichy. (Lambert et V. Raymond, troisième édition ; Rudeval, 1907 ; Vichy, *Étude clinique*.)

Il s'agit d'arthritiques (femmes le plus souvent) avec des antécédents héréditaires hépatiques surtout chez la mère : crampes d'estomac dès l'enfance, migraine après la puberté revenant surtout au moment des règles. Constipation fréquente, quelquefois vomissements bilieux. Ballonnement de l'estomac après les repas entraînant la nécessité de desserrer les vêtements. Ce sont des femmes qui pourront voir une colique hépatique survenir soit à l'occasion d'une grossesse, soit de la ménopause, soit de choc moral.

Résultats. — Ces malades sont les plus rapidement transformées à Vichy. Tous les symptômes s'améliorent. Elles reviennent au bout d'un an, plutôt par prudence que par nécessité, et les cures ultérieures ne font que confirmer la guérison.

Traitement. — 1° *Eaux.* — On donne à ces malades de l'eau de l'Hôpital d'abord, pour arriver le plus rapidement possible à la Grande-Grille, d'autant plus rapidement qu'on n'a pas à redouter d'accidents ;

2° *Bains minéraux.* — Presque tous les jours.

II. LITHIASE CONFIRMÉE

Indications. — Lorsque les premières coliques ont éclaté, la cure doit être aussi précoce que possible. Elle sera très efficace si les calculs sont petits et surtout s'ils ne sont encore qu'à l'état de sable ou de boue biliaire. Il est bon d'attendre que la dernière crise soit calmée depuis quelque temps pour ne pas joindre à la fatigue qui en résulte celle du traitement (Raymond, Lambert).

Tout en étant précoce, le traitement ne doit pas être immédiat. Il ne faut le commencer qu'un certain temps après le dernier accès, et, si pendant la cure il survient des souffrances il faut discontinuer l'usage de l'eau de Vichy. C'est donc, durant la période d'accalmie qu'on devra intervenir pour éviter le retour des crises (Cornillon, *Clinique Thermale de Vichy*, 1905).

Certains médecins ne sont pas arrêtés par ces considérations, je dirais même qu'ils semblent favoriser de nouveaux accès, car ils voient dans cette succession des crises un bien pour l'avenir, puisque tout accès suppose l'évacuation d'un ou de plusieurs calculs. Si à la rigueur on peut préconiser cette méthode dans la gravelle urique..... il ne doit pas en être de même dans la lithiase biliaire, car dans cette dernière affection les calculs de cholestérine ne sont pas fatalement destinés à provoquer des désordres, que même ils peuvent séjourner dans la vésicule sans provoquer des malaises de quelque importance (Cornillon).

Traitement. — Traitement moyen des coliques hépatiques.

Eaux minérales. — Le traitement varie beaucoup suivant les cas. Quand le médecin a des raisons sérieuses de prévoir une crise (crise récente, vésicule biliaire grosse et douloureuse, signe de Willemin, foie gros et douloureux), il commence par prescrire des doses extrèmement légères, un seul verre par jour en quatre fois (50cc par prise), et par prudence : de l'Hôpital. Si l'eau paraît bien tolérée (c'est-à-dire ne détermine pas des douleurs trop violentes), le malade est envoyé à Chomel dont les propriétés sur le foie n'ont été mises en valeur que par une thérapeutique récente. Ce n'est, en effet, que depuis les nouvelles installations des sources que l'eau de Chomel coule d'une manière courante, tandis qu'autrefois une pompe à main amenait péniblement un verre d'eau aux rares visiteurs de la source.

Si le malade supporte bien Chomel, si cette cure légère ne provoque pas du huitième au dixième jour une crise douloureuse, on essaie prudemment la Grande-Grille à laquelle tendent presque tous les hépatiques à cause de sa vieille spécialisation pour les maladies du foie. Malheureusement dans un très grand nombre de cas la Grande-Grille réveille les douleurs hépatiques ou vésiculaires et l'on est obligé d'y renoncer pour terminer la cure.

Au contraire, les malades atteints de coliques hépatiques de plus en plus rares, ou ayant déjà supporté sans incident fâcheux de précédentes cures de Vichy, peuvent continuer la cure par les eaux qui agissent spécialement sur le foie : Chomel et Grande-Grille et dès la fin de la première semaine, le malade peut arriver à boire à la Grande-Grille exclusivement, quatre verres de 200 grammes.

Balnéothérapie. — Malgré l'espèce de déconsidération dans laquelle certains médecins en France veulent faire tomber l'usage des bains, la pratique ancienne subsiste toujours et très souvent le malade, à la suite des bains, éprouve un tel bien être qu'il leur rapporte en grande partie sa guérison. Ils sont surtout précieux aux hépatiques, qu'il s'agisse de foie gros ou de lithiase. Néanmoins nous devons dire que l'usage des bains prolongés une heure est tombé en désuétude. Leur durée moyenne est actuellement de 20 à 30 minutes à une température de 33° à 35°.

Quelques médecins exigent de leurs malades de rentrer se coucher une heure après leur bain, sachant que cette pratique contribue puissamment à prévenir la lassitude qu'entraîne à la longue une série de bains (Willemin).

Chez certains malades, qui souffrent d'hépatalgie avec douleurs lancinantes se reproduisant plusieurs fois dans la journée, il est parfois nécessaire de substituer ou d'ajouter au bain les douches chaudes révulsives sur la région du foie. Ces douches prolongées une à deux minutes sont toujours suivies d'un jet très court plus tiède, sinon froid, pour éviter de fatiguer le malade et pour remonter ses forces au lieu de le laisser sous l'impression déprimante d'une douche chaude.

Régime. — Bouillon et potages maigres, lait écrémé, viande blanche, légumes frais (sauf l'oseille et les épinards) poissons grillés, compotes fruits. On exclura les fritures, tous les corps gras en général, les ragouts, les vol-au-vent, le cassoulet, le gibier faisandé, les sauces et les patisseries, surtout les patisseries chaudes et grasses. On n'abusera pas de pain frais, surtout de la mie. Comme boisson de table, se servir de vin blanc léger additionné d'eau ordinaire, après les repas on n'abusera pas de café, ni de thé. Quant à la bière et aux liqueurs il est d'usage de les interdire.

Crise thermale et post-thermale. — Parfois

du septième au quatorzième jour éclate une colique
plus ou moins violente. Elle précède l'évacuation de la
vésicule que l'on ne perçoit plus, alors qu'on la sentait
auparavant à la palpation. Le plus souvent cette crise
est remplacée par une série de malaises, inappétence,
embarras gastrique, douleurs sourdes avec élancements
dans le flanc ou vers l'épaule droite.

Chez d'autres, la crise peut-être post-thermale et
éclater cinq à six semaines après le retour de Vichy
(Lambert et Raymond, p. 97). Beaucoup de médecins
(Raymond) cherchent à éviter le retour de ces accidents en
surveillant attentivement les fonctions intestinales et dès
que le malade accuse un peu d'embarras gastrique, un
malaise général avec une légère augmentation du volume du foie, ils prescrivent le sulfate de soude à petites
doses en y joignant une douche ascendante tous les
deux jours.

Quand ils se produisent, on applique le traitement
habituel : enveloppement chauds, bains, morphine,
huile d'olive (*Traitement des coliques hépatiques par
l'huile d'olive*, Dr E. Willemin, Paris, Steinhel). Il peut
être utilement complété par une cure d'eau transportée :
un verre à prendre pendant une quinzaine de jours
avant chaque repas (Lambert et Raymond).

Résultats. — Dans son travail sur les « Coliques
Hépatiques » et leur traitement par les eaux de Vichy
(Paris, Baillière, 1886), le Dr Willemin donne une sta-
tistique des résultats du traitement, page 280.

1° Résultats obtenus après une seule cure. Pas de nouvelles crises hépatiques :

Depuis 1 an, chez.	27 malades	
— 2 —	18	—
— 3 —	20	—
— 4 —	14	—
— 5 —	18	—
— 6 —	7	—
— 7, 9, 10 ans, chez . . .	3	—
— 11, 12 ans, chez	4	—
— 14, 15 —	2	—
Nombre indéterminé d'années.	9	—
Total. . .	122 malades	

Une amélioration avait été obtenue en ce que, au lieu de crises violentes, il n'y avait plus eu que des attaques légères, amélioration qui se maintenait depuis une ou plusieurs années chez 37 malades.

Par contre des récidives étaient arrivées. Dans l'année qui a suivi la cure chez :

l'année qui a suivi la cure chez :	20 malades	
Après 1 an	2	—
— 2 —	3	—
— 3 —	3	—
— 4, 5 et 6 ans . . .	3	—
— plusieurs années .	4	—
Total. . .	35 malades	

2° Résultats constatés après deux cures. La guérison se maintenait.

Datant de la première cure :

Depuis 2 ans chez. . . .	11 malades	
— 3 —	7	—
— 4 et 5 ans chez. .	5	—
— 6 ans chez	3	—
— 7 et 9 ans chez. .	3	—
Total. . .	29 malades	

Datant de la première cure :

Depuis 1 an chez	5	malades
— 2 —	14	—
— 3 —	7	—
— 4 et 5 ans chez .	7	—
— 6 et 7 —	4	—
— 8 et 10 —	8	—
— plusieurs années .	8	—
Total . . .	47	malades

Il y a eu amélioration chez 13 malades.

Récidive dans le cours de la 2e année chez	5	malades
— après 2 ans chez	4	—
— — 3 —	4	—
— — 4, 5 et 6 ans chez	4	—
— — 7 et 9 ans chez	3	—
Total . . .	20	malades

3° A la suite des trois cures la guérison se maintenait.

Datant de la première cure :

Depuis 3 ans chez	4	malades
— 4, 5 et 6 ans chez .	3	—
— 10 et 12 —	2	—

Datant de la deuxième cure :

Depuis 2 ans chez	2	—
— 3 —	3	—
— 4, 9 et 16 ans chez	3	—

Datant de la troisième cure :

Depuis 1 an chez	2	—
— 2 —	5	—
— 3 et 11 ans chez .	5	—
Total . . .	29	malades

Il y a eu récidive dans le cours de la troisième
année : chez . . . .   3 malades
Après 5 ans chez   2   —
— 8 et 10 ans chez. . . .   2
— plusieurs années chez .   2   —
                                 ____
                         Total. . .   9 malades

4° Dans un dernier groupe composé de cas où la
maladie présentait plus d'opiniâtreté et des symptômes
plus graves, à la suite de cures répétées, la guérison se
maintenait depuis plusieurs années chez   24 malades
Il y avait amélioration graduelle chez. .   20   —
La maladie avait été rebelle chez. . . .   20   —
                                          ____
                         Total. . .   64 malades

En comparant les chiffres de guérisons obtenues à
ceux de simples améliorations et de récidives réunies on
voit que :

Après 1 cure le rapport des guérisons aux non guérisons est   17 : 10
— 2   —   —   —   23 : 10
— 3   —   —   —   32 : 10

La conclusion qui en découle c'est qu'il est nécessaire dans une maladie essentiellement chronique et
sujette à récidives de multiplier les cures.

Les autres accidents de la lithiase. — Arrêt
du calcul avec obstruction du cholédoque ; cirrhose calculeuse, comme d'ailleurs tous les états pathologiques
du foie qui ne comportent pas une inflammation aiguë
ou une déchéance définitive, une lésion irrémédiable

comme le cancer, bénéficient également du traitement de Vichy.

Il va sans dire que dans le cas d'obstruction des voies biliaires par un gros calcul, la cure ne peut que préparer l'intervention chirurgicale et après elle complète heureusement la guérison.

CONCLUSIONS

Les résultats tels qu'ils se sont présentés ne diffèrent donc pas sensiblement à Karlsbad et à Vichy. Ce qui diffère d'une station à l'autre, c'est moins la maladie que le malade. Il serait intéressant de savoir si la même personne se trouverait aussi bien des deux cures.

Plusieurs faits nous ont été cités. Les médecins de Vichy sont très affirmatifs et rapportent le cas de malades qui, améliorés par la station française, mais impatients d'une guérison plus rapide ont fait le voyage de Karlsbad. Le résultat aurait été déplorable.

A Karlsbad, par contre, plusieurs médecins nous ont parlé de malades qui après avoir essayé Vichy adoptaient la station bohémienne.

I I I

MALADIES DE LA NUTRITION

Arthritisme, goutte, obésité, gravelle, traduisent des troubles de la nutrition. Que la nutrition soit ralentie et les combustions organiques insuffisantes (Professeur Bouchard) ou que la nutrition soit au contraire accélérée (Professeur Robin), la cure hydrominérale semble la ramener à la normale, comme va nous le montrer l'étude comparative de ces affections à Karlsbad et à Vichy.

KARLSBAD

ARTHRITISME

Indications. — Malgré tout ce que le mot a d'imprécis, beaucoup de médecins s'en servent pour désigner une classe assez nombreuse de malades.

Il vient, en effet, à Karlsbad beaucoup de personnes d'hérédité arthritique, ayant présenté eux-mêmes, aux divers âges de la vie, des symptômes particuliers à la diathèse (eczéma, goutte, rhumatisme, etc.).

Ce sont généralement des gens menant la vie de bureau, ou du moins une vie sédentaire : des banquiers, des diplomates, qui sans être de gros mangeurs, ont l'habitude d'une table recherchée et prolongent leurs occupations fort tard dans la nuit.

Ils se plaignent de dyspepsies, de constipation, d'insomnie.

Résultats. — Sur ces malades, l'action des Eaux de Karlsbad est très rapide, le sommeil revient, les digestions deviennent meilleures, l'appétit renaît.

Traitement. — *Interne.* — Eaux : on donne à ces malades des eaux de température moyenne : Schlossbrünn, trois à quatre verres par jour.

Externe. — Ces malades sont considérés comme les meilleurs candidats aux « bains de boue » à la température et de la durée habituelle, trois par semaine.

Ils retirent aussi un réel bénéfice des bains de « gaz d'acide carbonique » qui améliorent la circulation et ont un effet tonique ; on les prescrit une fois sur deux, alternant avec les bains de boues.

Peu de promenade.

Régime. — *Petit déjeuner du matin :* un verre de lait ; biscotte (3 zwieback) ; un ou deux œufs à la coque.

A midi : bœuf bouilli ou poulet ; deux légumes ; une compote ; un pain (zwieback) ; boisson : eau de Giesshübler ou Neudorfer ou Krondorfer (de composition analogue).

L'après-midi : une petite bouteille d'eau de Giess-hübler, ou lait caillé ou un thé.

Le soir : un poisson ou volaille ; un légume ; une compote ; un pain ; un verre de lait ou d'eau de Bilin.

GOUTTE

Indications. — Les goutteux sont très nombreux à Karlsbad et comptent parmi les malades qui béné-ficient le mieux du traitement. Pourtant les crises aiguës ne seraient pas une contre-indication d'après certains médecins.

La goutte peut d'ailleurs porter sur les articulations, sur les muscles ou les viscères, tels que le foie. Ce sont des malades sujets à la céphalalgie, ayant un appétit irrégulier et faisant de mauvaises digestions. Ils pré-senteraient souvent à l'analyse de leur suc gastrique de l'hyperchlorhydrie et plusieurs médecins insistent sur cette concomitance d'hyperchlorhydrie et de l'excès d'acide urique dans les urines.

L'examen des urines révèle, en effet, d'une manière constante une augmentation de l'acide urique sur le taux normal et une augmentation aussi du rapport de l'acide urique à l'urée et de toutes les bases allosuriques.

Résultats. — L'eau de Karlsbad ne diminue pas sensiblement la quantité d'acide urique et d'acide oxalique dans les urines.

Leur densité s'abaisse (1027 à 1024) dans bien des cas, mais non constamment, par contre la petite quantité d'albumine qu'on y trouve souvent diminue et souvent disparaît d'une façon absolue.

Les douleurs articulaires ou musculaires s'apaisent à la fin de la cure. Mais dans le cours même du traitement il y a plutôt accentuation des phénomènes douloureux.

Traitement. — *1° Eaux minérales.* — Traitement habituel. En commençant par de petites quantités : deux verres par jour, de Sprudel de préférence, pour arriver de quatre à six verres par jour.

2° Balnéothérapie. — Bains de boue 35 à 40° centigrade, demi-heure tous les jours ou tous les deux jours.

Bain local de chaleur sèche, 100 à 120°, demi-bain, bain de mains, bain de pieds, d'une articulation, genou, épaule.

Massage peu employé. Electrisation peu usitée également.

Quant à la goutte se joint un certain degré d'artériosclérose, le traitement doit être modifié.

Eaux minérales. — On ne les donne qu'en petite quantité et seulement des sources les moins chaudes.

Traitement externe. — Bains de CO_2, 10 minutes, de 28° centigrades à 30°, un peu de gymnastique, petites promenades peu fatigantes.

Régime. — Si les malades ne souffrent pas trop de leurs articulations, on leur accorde le régime ordinaire.

Si, ou contraire, leurs jointures sont douloureuses, et à plus forte raison, s'ils sont dyspeptiques, on leur impose le régime suivant :

1 Au petit déjeuner du matin :

Un pain grillé ; du thé très faible ou du cacao.

2° Au déjeuner de 1 heure :

Soupe aux légumes ; un poisson ou une pâte (macaroni) ; un légume ; un pain grillé ; boisson : un verre de lait ; eau de Bilin (dont la composition se rapprocherait de celle des Célestins), elle est plus riche en bicarbonate de soude que celle de Giesshübler.

3° Le soir :

Un pain grillé ; deux œufs ; un verre de lait ; un peu de fromage, crème ou une compote de fruits cuits.

OBÉSITÉ

Indication. — Depuis quelques années, Marienbad réclame la clientèle des obèses. Mais on en rencontre encore beaucoup à Karlsbad où les médecins affirment obtenir d'excellents résultats dans tous les degrés d'obésité.

Ces malades présentent souvent en même temps :

1° Des bruits cardiaques assourdis sans aucune autre cause probable que la surcharge graisseuse du cœur ; 2° Un gros foie ; 3° De la constipation.

Résultat. — Ces malades voient, pendant et à la suite du traitement, leur poids diminuer dans des proportions considérables et le foie est moins gros. Mais les résultats souvent brillants et rapides ne sont généralement que passagers et le malade rendu à sa vie coutumière reprend vite, au moins une grande partie, du poids qu'il avait perdu.

Traitement. — *Eaux minérales :* ces malades ne dépassent pas généralement trois verres de Sprudel par jour. Ils les prennent le plus souvent dans la matinée.

Traitement externe. — Bains de vapeur, deux ou trois par semaine. Bains turcs. Massage.

Régime. — L'alimentation est aussi réduite que possible. Les hydrates de carbone, pain, féculents et sucres doivent être écartés.

Par contre le malade doit rechercher l'exercice physique. La marche, les longues promenades lui sont particulièrement recommandées : d'abord quelques jours en terrain plat, puis sur des pentes de plus en plus raides.

A. Le matin : après ses trois verres de Sprudel, le curiste fera une promenade d'une heure, puis prendra un café sans lait ni sucre avec un pain de gluten, quelquefois un œuf dur.

A la suite du petit déjeuner, une promenade et un bain de vapeur.

B. A midi : un plat de viande sans sauce ; un ou deux légumes verts ; un pain de gluten ; pas de boisson.

C. L'après-midi : soit un thé, soit un café ; ne rien manger ; promenade encore.

D. Le soir : du jambon, un pain de gluten ; une salade au citron ; pas de boisson ou un verre d'eau de Bilin ; de Sprudel froid avant de se coucher.

COLIQUE NÉPHRÉTIQUE

Les malades atteints de coliques néphrétiques sont souvent des buveurs de bière, de boissons fermentées, d'alcool et en général des arthritiques.

Mais il est à Karlsbad une classe particulière de néphrétiques : ce sont des obèses qui, pour se faire maigrir, s'abstiennent depuis longtemps de toute boisson ou ceux qui, par négligence ou par manque d'exercice arrivent à ne boire presque plus.

Ils peuvent d'ailleurs présenter tous les degrés de la lithiase rénale depuis l'élimination de sable dans les urines jusqu'au calcul.

Résultat. — A part le cas d'un gros calcul, dont le volume empêche la migration, presque toutes les formes de la lithiase sont améliorées.

L'état douloureux des reins s'atténue. Les urines s'éclaircissent. Les calculs se mettent en mouvement et leur migration détermine à des époques variables de la cure des crises de colique néphrétique.

Traitement. — *1° Traitement interne.* — Eaux minérales chaudes, Sprudel de préférence, quatre a six verres par jour en deux fois (le matin et l'après-midi).

2° *Traitement externe.* — A. Bains de boue tous les deux jours.

B. Compresses de boue sur les reins à la température de 45° et au-dessus, pendant une heure, quelquefois deux fois par jour.

C. Bains chauds de Sprudel à 40° centigrades tous les deux jours, alternant avec les bains de boue.

3° *Régime alimentaire.* — Presque pas de viande ; lait ; fromage ; pâtes ; légumes ; compote.

Si l'état le permet : beaucoup de promenades.

VICHY

ARTHRITISME

Indication. — Des malades viennent à Vichy se plaignant de douleurs dans les membres et de troubles digestifs. Leurs digestions sont souvent lentes mais l'appétit est conservé. Ce sont de gros mangeurs et de grands buveurs.

Ils ne sont pas généralement constipés.

Ils se plaignent également de névralgies, douleurs musculaires ou articulaires, se réveillant spécialement aux changements de temps. Ils s'enrhument facilement (des poussées de bronchite et même de congestion pulmonaire) s'essoufflent très vite à la marche et s'ils montent les étages.

Leurs urines laissent déposer une couche épaisse et

blanche d'oxalate de chaux. Elles renferment une quantité d'urée et d'acide urique supérieure à la normale et fréquemment de légères traces d'albumine avec quelques cylindres d'épithélium rénal. Ces sujets ont généralement un foie un peu gros que l'on arrive au moins à sentir dans une forte inspiration.

Ce sont spécialement des hommes déjà d'un certain âge, menant la vie de bureau, prenant peu d'exercice, ou des femmes riches sortant toujours en voiture et ne marchant jamais.

Résultats. — La plupart de ces malades obtiennent deux à trois kilos d'amaigrissement, une réduction sensible du volume du foie. Amélioration de la digestion.

Assez souvent, la cure loin de les constiper aura sur les malades un effet laxatif, ou amènera même les résultats d'une purgation naturelle. Un des phénomènes fréquents, est la cessation de tendances aux angines et aux bronchites.

Les malades sujets à s'enrhumer facilement ou à contracter tous les hivers " la grippe ", sont souvent frappés de la sorte d'immunité que leur procure la cure contre ces affections.

Au point de vue des douleurs, la cure les réveille fréquemment ; les eaux bues, les bains et les douches augmentant pour ainsi dire la susceptibilité des malades auxquels il est bon de recommander souvent une grande prudence contre les refroidissements et le passage brusque d'une température à une autre comme à la sortie d'une salle de bains ou de théâtre.

Mais, après la cure, cette tendance aux névralgies et aux douleurs rhumatismales est souvent entièrement atténuée.

Il en est de même pour les goutteux, à proprement parler, tantôt ils font la cure sans aucun malaise, tantôt au contraire, la cure semble être l'occasion d'une crise, surtout chez les individus surmenés.

En général, les crises de goutte survenant au cours du traitement sont très bénignes et cèdent en trois ou cinq jours aux remèdes habituels (salicylate de soude), liqueur Laville (Willemin), applications externe du salicylate de méthyle. ulmarène, iode, etc...

COLIQUE NÉPHRÉTIQUE

Bien que le succès croissant de stations, telles que Vittel et Contrexeville, ait diminué le nombre des malades qui viennent à Vichy soigner une lithiase rénale, l'ancienne réputation de Vichy, pour les coliques néphrétiques, lui attire encore chaque année un grand nombre de buveurs et il est à prévoir que les travaux effectués à la source des Célestins ramèneront à cette source son ancienne clientèle de lithiasiques (1).

Pendant la cure, ces malades peuvent avoir des crises de colique néphrétique, parfois très durable et très pénible, si un gros calcul s'engage dans l'uretère, parfois légère, au contraire, et bien souvent les malades éprouvent simplement une douleur sans persistance dans

(1) La source du Parc mériterait également d'être utilisée dans le traitement de la lithiase rénale.

la région lombaire, irradiée ou non, le long des aines ; et rendent, sans colique néphrétique, du sable rouge plus ou moins gros, en quantité plus ou moins abondante.

Généralement cette évacuation de sable empêche l'agglomération et la formation de calculs et prévient l'apparition de nouvelles crises.

Pour toute cette catégorie de malades arthritiques, obèses, enclins aux douleurs rhumatismales ou néphrétiques, une seule saison ne peut obtenir qu'une ébauche de guérison et il est absolument nécessaire de multiplier les cures. D'ailleurs les malades ressentent trop le bénéfice de ce traitement thermal pour ne pas vouloir d'eux-mêmes retourner bien des années de suite à Vichy.

C'est ainsi qu'à la longue ils arrivent à voir disparaître réellement les crises de goutte ou de coliques néphrétiques. Il va sans dire que l'alimentation a une part importante dans ces résultats. Il est donc absolument nécessaire pour ces malades, quand ils ont quitté Vichy où grâce aux eaux, ils peuvent impunément s'abstenir pour ainsi dire de tout régime, de reprendre de bonnes habitudes diététiques, d'user modérément de vin, de liqueurs ou d'alcool, d'éviter les graisses, les aliments épicés et pardessus tout, de prendre beaucoup d'exercice.

Traitement interne. — Chez la plupart de ces malades qui sont des individus dans la force de l'âge, on peut donner les eaux à doses un peu fortes sans avoir à craindre d'accident, on arrive donc rapidement à leur donner le matin deux verres de 200 grammes d'eau chaude Hôpital ou Grande-Grille et l'après-midi deux à trois verres de 200 grammes des Célestins.

Traitement externe. — Pour eux, le traitement externe semble avoir une efficacité particulièrement grande, on leur ordonne couramment le massage, les bains et les longues douches chaudes (3 à 4 minutes).

1° Les bains, en effet, rendent presque toujours de grands services même aux malades qui semblent menacés de crise aiguë de goutte, à cause des douleurs plus ou moins constantes qu'ils éprouvent.

2° Les massages représentent ici une grande ressource thérapeutique. Le massage à sec se fait généralement au domicile des malades.

3° Les douches-massages, combinent les avantages des deux procédés thérapeutiques.

Chez les malades qui n'étaient pas immédiatement menacés d'une crise de colique néphrétique ou de goutte et chez lesquels le traitement interne et externe a été mené assez prudemment pour éviter une action trop vive, on constate presque toujours une décharge abondante d'acide urique ou d'oxalate, soit dissous dans les urines, soit déposé sur les parois du vase.

Les douches-massages et le traitement électrique, comme nous l'avons vu au chapitre " Balnéothérapie " offrent aux arthritiques, obèses, goutteux, etc..., une ressource thérapeutique extrêmement précieuse.

Parmi les goutteux qui viennent à Vichy, il y en a qui, sans même avoir jamais éprouvé de crise aiguë de goutte, présentent des déformations goutteuses des mains plus ou moins accentuées. Il est d'usage d'ordonner à ces malades de plonger, une ou deux fois par jour, leurs mains dans l'eau de la source Lucas pendant dix à quinze minutes, en essayant de se les masser eux-mêmes et de faire jouer leurs articulations. Il est rare que le malade n'éprouve pas très rapidement un soulagement sensible. Et c'est surtout dans les cas les plus graves que ce traitement donnerait quelquefois des résultats excellents :

On a vu des malades arrivés à Vichy avec toute la peau des mains et des doigts fine, rouge, lisse et tendue, avec toutes les jointures saillantes, déformées par les tophi, très douloureuses et incapables de tout mouvement. La pratique de ces bains de Lucas obtenait souvent des améliorations rapides et faisait recouvrer parfois l'usage d'une main pour ainsi dire impotente.

L'établissement de Vichy offre encore aux goutteux une installation très complète de bain d'air chaud, sec et humide, on se sert en général de l'appareil Berthe ; le malade étant assis dans une caisse qui emprisonne tout le corps, sauf la tête, la température est élevée progressivement de 50° à 70° si l'on veut ; après 15 à 20 minutes de sudation, le malade est généralement étendu sur un lit de repos, entouré de couvertures et après une demi-heure reçoit une douche tiède rapide qui ramène sa peau à la température normale.

Parfois on ajoute des essences à la vapeur pour former le bain " *thermo-résineux* ".

L'on trouve aussi des bains de lumière, dont des lampes de couleur font arriver sur le malade une lumière blanche, bleue ou rouge, et, le thermomètre suspendu à l'intérieur de l'appareil où le malade se trouve enfermé jusqu'au cou, permet au baigneur de surveiller la température que l'on peut élever jusqu'à 110° ou 120°.

La position horizontale imposée au malade pendant ces bains de lumière, les rend beaucoup moins pénibles que les bains d'air chaud en caisse, et quoique la température y soit infiniment supérieure, ils sont généralement supportés sans aucune fatigue, même par des personnes dont les forces générales ne semblaient pas permettre ce traitement ou qui dans un bain d'air chaud assis, avaient présenté des syncopes.

C'est surtout chez les arthritiques, obèses ou goutteux, que ces bains d'air chaud ou de vapeur donnent d'excellents résultats ; prescrits généralement un jour sur deux, on ne les voit pour ainsi dire jamais réveiller des crises de rhumatisme ou de goutte. Bien que ces procédés excitent évidemment la susceptibilité cutanée des arthritiques, il est rare que leur usage ne soit pas très bien supporté et que les malades se refroidissent du fait de ce traitement, grâce aux soins dont ils sont entourés, le longrepos qu'ils prennent à l'établissement même, enveloppés dans des couvertures, et souvent encore ensuite à leur domicile dans leur lit : une demi heure de caisse, trois quarts d'heure de repos, deux heures de lit.

ARTHRITISME

Observations. — Pour préciser l'action des eaux de Vichy ou plutôt de la cure de Vichy sur l'arthritisme, nous avons réuni quelques observations dues à l'obligeance de M. le docteur Willemin et M. Bretet, pharmacien.

Les analyses d'urines faites au début et à la fin de la cure montrent presque toujours une modification dans l'élimination de l'acide urique.

Dans les cas que nous avons eu l'occasion d'étudier nous-même, la quantité d'acide urique augmentait en général à la fin du traitement. Il en était de même chez bien des malades qui ont passé à Vichy la dernière saison (1907).

Mais en examinant systématiquement les analyses d'urines faites par M. Bretet depuis de longues années, nous avons du constater qu'il n'en avait pas toujours été ainsi.

Par les quelques chiffres que nous citons, on pourra se convaincre que jusqu'en 1904 exclusivement, les malades quittaient Vichy avec diminution souvent notable de leur acide urique.

A partir de 1904, le taux de l'acide urique s'élève souvent, au contraire, à la fin de la cure.

Il serait intéressant de rechercher si cette élimination d'acide urique n'est pas en rapport avec le développement que prirent les traitements externes depuis l'ouverture du grand Etablissement thermal 1903-1904.

ACIDE URIQUE

		VOLUME	DENSITÉ	SUCRE	ACIDE URIQUE
1899	6 septembre. .	1700	1025	17.76	1.290
	17 septembre. .	2540	1012	2.87	1.210
1900	19 juillet	1520	1025	10.68	1 280
	6 août	3000	1008	0	0 870
1900	19 juillet	1200	1032	26	1.210
	6 août	2350	1017	27	0.820
1900	7 juin	3030	1032	158	1.480
	24 juin	2500	1024	37	1.270
1901	7 juin	2500	1029	115	0.950
	24 juin	2620	1024	66	0.780
1902	9 juin	3000	1028	132	1.074
	15 juin	2420	1025	72	0.866
	25 juin	2130	1021	37	1.041
1903	10 juin	2350	1028	92	1 078
	24 juin	2040	1021	30	0.930
1903	2 juillet	1800	1032	70	0.937
	13 juillet	1880	1016	9	0 857
1903	2 juillet	1360	1031	27	0.970
	14 juillet	1380	1027	21	0.860

Jusqu'en 1903, nous voyons que l'acide urique présente, à la suite d'une cure à Vichy, une diminution constante ; il n'en est plus de même à partir de 1904.

DEPUIS 1904

A. Chez des malades glycosuriques

		VOLUME	DENSITÉ	SUCRE	ACIDE URIQUE
1904	7 juin	2500	1032	144	0 815
	16 juin	2290	1026	84	0 820
	24 juin	2400	1022	60	0.859
1904	5 août	1400	1030	34	1.121
	19 août	1720	1019	3	1.198
1904	4 août	1420	1034	59	0.989
	21 août	1820	1031	33	1.065
1905	13 juin	2620	1030	122	1.185
	29 juin	2300	1028	73	1.200
1905	30 juin	1460	1024	11	0.863
	12 juillet	1700	1018	7	0.887
	21 juillet	1770	1017	2	0.861
1905	30 juin	1330	1038	60	0.879
	21 juillet	1760	1020	29	1.040
1906	16 juin	1870	1005	0.24	0.519
	5 juillet . . .	1480	1013	0	0.789
1906	22 mai	1640	1026	20	0.912
	2 juin	1300	1023	12	1.357
1906	10 juillet	1980	1031	38	1.378
	25 juillet	1460	1023	0	1.116
1906	31 juillet	1440	1027	35	0.800
	14 août	1270	1021	11	0.928
1906	13 juillet	2230	1032	140	0.697
	27 juillet	1950	1023	75	0.610
1906	19 juillet	1600	1032	61	1.001
	27 juillet . . .	1760	1026	37	0.795
	6 août	1470	1027	15	0.971
1906	1er août . . .	1310	1018	4.74	0 957
	9 août	1600	1017	4 35	1.057

		VOLUME	DENSITÉ	SUCRE	ACIDE URIQUE
1906	23 juin	3060	1029	154	0.850
	10 juillet	2250	1015	35	0.861
1906	6 août	2440	1032	99	1.612
	22 août	1900	1026	19	1.653
1906	7 juillet	1600	1014	11	0.667
	26 juillet	1680	1015	6	0.700
1907	10 juillet . . .	2350	1017	14	1.226
	15 juillet	2160	1023	9	1.879
	26 juillet	2100	1027	0.44	1.606
1907	11 juin	1270	1022	12	0.750
	20 juin	1480	1022	8	0.772
1907	20 août	2000	1036	98	0.974
	5 septembre. .	2750	1031	86	1.243
1907	7 juillet	2450	1035	122	1.193
	14 juillet	2700	1034	123	1.314
1907	20 août	2340	1016	16	1 057
	6 septembre. .	2500	1010	8	0.695
1907	12 juillet	2100	1011	6	0.584
	1er août	2300	1011	traces	1.120
1907	16 juin	1340	1031	26	1.070
	9 juillet	2230	1013	0	1.164
	20 juillet	1750	1016	0	1 095
1907	22 juin	1700	1031	34	1.536
	11 juillet	1820	1032	48	1.645
1907	27 juillet	1710	1019	27	0.713
	11 juillet	2150	1015	19	1.047
1907	27 août	1100	1030	36	0.574
	14 septembre. .	1740	1018	8	0.786
1907	5 août	1850	1019	13	1 093
	26 août	1530	1020	8	1.416
1907	12 juillet . .	1670	1020	14	0.928
	27 juillet . .	1250	1031	9	0.870
1907	10 juin	2250	1029	97	1.017
	16 juin	2000	1026	55	0.904
	26 juin	2750	1016	25	1.531

B. Chez des malades non glycosuriques

		VOLUME	DENSITÉ	SUCRE	ACIDE URIQUE
I	9 juin	900	1018		0.531
	28 juin	1170	1015		0.569
II	3 juillet	980	1028		0.954
	14 juillet	2060	1017		1.415
III	8 juin	1230	1022		0.555
	28 juin	1100	1021		0.421
IV	2 septembre. . .	900	1017		0.470
	18 septembre . .	1950	1012		0.610
V	8 juillet	1040	1022		0.689
	24 juillet	1560	1018		0.976
VI	26 juin	870	1023		0.575
	14 juillet	1750	1016		0.609
VII	17 juillet	1100	1022		1.377
	1er août	1750	1014		1.582
VIII	14 juin	1700	1017		1.360
	1er juillet. . .	1500	1020		0.991
IX	31 mai	2750	1018		1.243
	15 juin	2270	1015		0.967
X	13 juillet . . .	1250	1020		0.870
	30 juillet	1000	1025		0.939
XI	8 septembre.	900	1021		0.532
	26 septembre. .	1400	1013		0 632
XII	27 juillet	1450	1025		1.513
	9 août	1200	1025		1.044
	10 août	1020	1021		0.674
	27 août	840	1022		0.818
XIII	27 août	1560	1018		1.031
	14 septembre. .	1480	1020		0.772
XIV	4 août	1100	1023		0.995
	13 août	1200	1017		1.002
	24 août	2000	1010		0.834
XV	14 juin	1700	1017		0.945
	1er juillet. . . .	2500	1011		0.870
XVI	26 juin	2500	1011		0.957
	4 juillet	2200	1014		1.081

CONCLUSIONS

Des affections étiquetées du même nom : arthritisme, goutte, obésité, gravelle sont traitées à Karlsbad et à Vichy.

Les ressources thérapeutiques offertes de part et d'autre sont également variées et puissantes.

Massage à sec, électricité, bains de vapeur, bain de lumière (en position assise à Karlsbad, en position couchée à Vichy), existent des deux côtés et tandis que Karlsbad a ses bains de boue, Vichy a ses douches-massages et ses douches sous-marines.

Enfin, de même que Karlsbad dispute à Marienbad le traitement de l'obésité, Vichy voit, chaque année, augmenter sa clientèle d'obèses, surtout la variété si nombreuse où les troubles digestifs et un degré plus ou moins accentué d'hépatomégalie s'ajoutent à l'adipose.

IV

MALADIE DU DIABÈTE

Dans l'examen que nous avons pu faire de diabétiques à Vichy et à Karlsbad, nous avons dû nous laisser
guider par les symptômes les plus frappants objective-
ment et qui nous permirent de ranger les malades dans
les cadres classiques de :

Diabète maigre ;

Diabète gras, dit aussi arthritique ;

Diabète nerveux, ou plutôt diabète chez les nerveux,
en ajoutant la catégorie des obèses glycosuriques qui
pourrait peut-être se rattacher au diabète par anhépatie
du professeur Gilbert.

Malgré l'intérêt d'une étude plus précise, des éléments d'observation trop précaires, et un temps limité,
ne nous ont pas permis de faire les recherches qui ont
établi dans le diabète les distinctions capitales actuellement connues.

Il eût été intéressant, en effet, de comparer l'action
spéciale des eaux de Karlsbad et de celles de Vichy sur
les diabètes par anhépatie et les diabètes par hyperhépatie, mais l'examen fractionné des urines, qui est

une des bases du diagnostic entre les deux formes, n'a
pu être obtenu.

Cependant la polyurie presque toujours supérieure
à 2000^{cc} ;

Le taux de l'urée, s'élevant le plus souvent au-dessus
de 20 grammes ;

La fréquence de l'hépatomégalie (presque tous les
malades que nous avons pu examiner avaient un gros
fois), nous feraient volontiers penser que la plupart des
glycosuriques, surtout à Vichy (où nous avons entendu
souvent les diabétiques se plaindre d'hépatalgie), sont
des hyper-hépatiques.

De même, un point important de comparaison eût
été celui des échanges respiratoires, dont les travaux
du professeur Bouchard, du professeur Robin et de
M. Hanriot ont montré l'intérêt.

La comparaison, pour être complète, devrait aussi
porter sur l'état du sang, tant au point de vue humoral,
qu'au point de vue cytologique et de la glycolyse.

C'est donc surtout sur la glycosurie, symptôme le
plus accessible, que nous avons été renseignés.

Il ne faut pas oublier néanmoins, que ce n'est pas
seulement par les reins que s'élimine le sucre.

Bien que les travaux de M. Lépine n'aient montré
l'existence que d'une assez faible quantité de sucre dans
les matières fécales, on peut se demander si à l'occasion
du traitement hydro-minéral, qui modifie profondément
les fonctions hépatiques et gastro-intestinales, une
quantité plus grande de glycose n'est pas éliminée par
l'intestin.

KARLSBAD

Diabète insipide. — Certains médecins (Salz) ont eu l'occasion de soigner à Karlsbad, des malades atteints de diabète insipide (trois à sept litres d'urine d'une densité de 1006 à 1007, recherchée par l'urinprobe Nach Vogel).

Ces cas sont extrêmement rares.

On prescrit peu d'eaux minérales en boisson, à ces malades, et on ne les soumet pas à un régime très sévère. « Ils se rétablissent spontanément grâce au « repos moral et physique, à l'air pur des montagnes, à « une alimentation abondante et choisie. »

Diabète sucré. — Le diabète sucré a une bien autre importance.

1° Diabète maigre, qu'il soit cliniquement primitif, c'est-à-dire que l'amaigrissement ait coïncidé avec la reconnaissance des autres signes du diabète, ou, secondaire au diabète gras.

Il s'agit d'individus amaigris et affaiblis, à teint pâle, ou plutôt terreux, qui émettent chaque jour de grandes quantités d'urine peu dense, avec une forte glycosurie.

Les urines contiennent souvent en même temps que du sucre, des doses plus ou moins importantes d'acétone et d'albumine.

Ces malades ont généralement une soif vive, alors que l'appétit peut manquer totalement.

2° Le diabète gras, dit aussi arthritique, est la forme la plus fréquente.

La plupart des diabétiques sont de forte corpulence avec la mine fleurie qui pourrait donner l'illusion d'une santé exubérante.

Dans leurs urines abondantes on trouve une proportion moyenne de glucose sans acétone, et le plus souvent sans albumine.

Leur faim égale leur soif, ce sont de grands mangeurs, capables néanmoins de résister à leur appétit, et qui digèrent facilement tout ce qu'ils prennent.

Il est rare que ces malades n'aient pas présenté, au moins à un moment donné de leur vie, quelques signes de ce qu'on appelle la diathèse urique : acidité urinaire exagérée, sable dans les urines, coliques néphrétiques, et surtout migraines, crises de rhumatisme articulaire aiguë, goutte sous toutes ses manifestations.

D'après le Dr Hassewics, 75 % des diabétiques traités à Karlsbad, seraient dans ce cas, et le caractère héréditaire bien connu de la diathèse urique, ou arthritisme, expliquerait, pour lui, l'hérédité du diabète.

Un autre fait qui lui paraît établir une relation entre l'arthritisme et cette forme du diabète, est la constatation successive chez un même malade des manifestations telles que le rhumatisme, ou la goutte, puis d'une glycosurie notable (4 % dans le cas que le docteur Hassewics voulut bien nous citer), au moment où la

première affection venait d'obtenir une guérison parfaite.

3° Le troisième type de diabète se rapproche de la
glycosurie alimentaire, du diabète par anhépatie ; il est
représenté par des obèses à foie un peu gros, qui ont de
petites quantités de sucre dans leurs urines.

Leur glycosurie, cède le plus souvent à un régime
alimentaire approprié, et les fautes contre le régime se
traduisent souvent d'une façon presque immédiate, par
une augmentation de sucre.

Ces individus ont, d'autre part, toute l'activité et
le bien être de personnes bien portantes.

4° Enfin, il y a le diabète des nerveux.

Il a débuté à la suite de chagrins, d'émotions, ou
encore, de surmenage cérébral.

Ce qui domine, c'est l'impressionnabilité du système
nerveux, l'extrême variabilité du taux de la glycosurie
suivant les agitations psychiques et l'intensité de la vie
cérébrale.

Ces quatre formes de diabète trouvent à Karlsbad
un bénéfice très inégal.

a) Les diabétiques gras, ou à bon état général, et
les obèses glycosuriques, quittent Karlsbad extrêmement améliorés.

Chez les premiers en effet :

Le taux de la glycosurie s'abaisse rapidement et
jusqu'à zéro ;

La polydypsie et la polyphagie s'atténuent ;

Un bien-être général remplace la sensation de fati-

fatigue et d'épuisement qui tourmente si souvent le diabétique.

b) Quant aux obèses glycosuriques, ils présentent à la fin de la cure, une amélioration marquée, portant sur chaque élément de leur triade symptômatique :

Le poids du corps diminue ;

Le foie est moins gros ;

La glycosurie diminue ou disparait.

Si bien, que pour ces états, Karlsbad serait plutôt indiqué que Neunahr (Allemagne).

c) Les diabétiques maigres s'améliorent beaucoup plus difficilement.

La glycosurie persiste, dans quelques cas, même, on l'a vue augmenter.

La fatigue générale persiste, pourtant, le plus souvent, l'albumine et l'acétone tendent à diminuer, comme chez les diabétiques gras.

d) Quant au diabète des gens nerveux, Karlsbad lui serait encore moins indiqué.

L'état nerveux y conserve son impressionnabilité, et le sucre ne diminue que d'une manière inconstante, et de l'avis des médecins de Karlsbad, Tarasp, en Suisse, Neunahr, en Allemagne et Vichy en France, conviendraient mieux à ces cas.

Traitement. — *Eaux minérales*. Quantités : toujours considérable, aussi grande que les malades peuvent la supporter ; trois à cinq verres de 210 grammes dans la matinée et de deux à quatre largement espacés dans le courant de la journée.

Sources. — Le Bernardsbrünn (58°5) serait la source des diabétiques, en réalité on se préoccupe surtout de certains symptômes :

Aux diabétiques avec gros foie, de même qu'aux diabétiques présentant de la diarrhée, les sources les plus chaudes.

La constipation est combattue chez les diabétiques comme chez les autres malades, par des eaux froides ou refroidies.

Enfin, les diabétiques nerveux prennent plutôt les sources tièdes : Spitalbrünn (36°6), Hochbergerquelle (38°9), Marklbrünn (40°), Schlossbrünn (42°3).

Balnéothérapie. — *A.* En général (Lebovici) tous les jours un bain de Sprudel (28° Réaumur) 15 à 20 minutes.

B. Diabétiques avec gros foie et diabétiques arthritiques :

Bains chauds de Sprudel ;

Bains de boue pour diabétiques arthritiques ;

Moorumschlag pour diabétiques avec gros foie.

C. Diabétiques nerveux :

Bains tièdes ou froids ;

Bains de gaz carbonique ;

Massage général et abdominal ;

Régime. — Gymnastique, mécanothérapie active et mieux encore, promenades au grand air.

En général, la marche est recommandée aux diabétiques gras.

Quant aux diabétiques maigres et surtout aux diabétiques nerveux, on observe la plus grande variabilité : la glycosurie avec la sensation de fatigue apparaissant pour les uns dès qu'ils se mettent à marcher, ne cessant, pour les autres qu'avec un exercice physique suffisant.

Le régime alimentaire est le plus généralement réglé sur les " Nahrmitteltabelle von Pentzold, Stinzing ".

Voici le régime prescrit par le Dr Hermann :

Les mets suivants sont permis aux diabétiques : le bouillon, les viandes de toutes espèces et de toutes natures, qu'elles soient bouillies, rôties, salées, fumées, marinées.

L'addition de farine dans la préparation des plats de viande n'est pas autorisée.

Il est également interdit de faire usage d'aliments comme les rognures de Vienne, exception faite pour la viande marinée et le pigeon farci.

Les animaux dont la viande ne présente aucun inconvénient sont : le bœuf, le porc, le mouton, le veau, le gibier et la volaille.

Peu importe d'ailleurs l'organe : viande musculaire, rognons, cervelle, tripes.

Exception sera faite pour le foie, que l'on fera mieux d'éviter, étant donné sa teneur appréciable en sucre.

Quant à la viande cuite on fera attention de ne pas y introduire de farine dans la sauce qui l'accompagne.

Sont autorisés, en outre, les œufs de toutes sortes,

comme aussi les boudins, le jambon, le caviar, les huîtres, les écrevisses, le homard, les moules, les escargots, les poissons, sardine, anchois, hareng, saumon, anguille, truite, etc., ainsi que les grenouilles.

Le poisson doit être sauté au beurre, ou mis au bleu ; la sauce hollandaise ou mayonnaise, attendu que la farine doit être évitée dans la sauce, n'est pas autorisée.

On permet encore, le beurre, le saindoux, le gras, comme aussi toutes espèces de fromages, de petites quantités de crème pas trop douce, le lait caillé dans lequel le sucre de lait a disparu par suite des fermentations.

Comme légumes, on permet : les épinards, le chou-fleur, les pois cassés, les asperges, la salade verte, les concombres, le céleri en petites quantités, de même le chou de Milan et tous les champignons comestibles.

Interdits : les légumes suivants : farine, riz, semoule, sagou, tapioca, pommes de terre, pois, lentilles, fèves, pois verts, navets, carottes, betteraves, arrow-root, farine de maïs, de plus, le sucre, aussi bien en lui-même que comme condiment.

Quant au pain, seul le médecin peut en déterminer la quantité à consommer par vingt-quatre heures.

Les spécialités que l'on emploie comme succédané du pain de froment ou de blé, telles que le pain de Kléber, le pain de Graham, le pain d'aleurone, contenant ordinairement la farine en plus ou moins grande quantité, ne sont autorisés que si la glycosurie est faible ; au contraire le pain d'amandes l'est toujours, vu qu'il est absolument exempt de farine.

Comme fruits, les noix, les amandes, les pommes acides, les airelles rouges, non saupoudrées de sucre, sont permises, hormis ceux-là, tous les autres sont défendus.

La choucroute n'est admise que lorsque après une fermentation longue et continue, le principe sucré qui y était originairement a disparu.

Comme boissons, on autorise l'eau, l'eau minérale, le café, le thé, un vin rouge ou blanc pas trop doux, de plus, le cognac et l'eau-de-vie de grain pure.

Sont défendus : le cacao, le chocolat, les vins doux, le champagne, comme aussi la bière et les liqueurs.

Les épices comme le poivre, le paprika, la moutarde anglaise en petites quantités, ne sont pas dangereux.

La saccharine et la crystallose sont autorisés pour sucrer les aliments.

Il faut recommander au diabétique, dans le cas où son appétit reste bon, d'employer autant que possible beaucoup de beurre et de gras, par conséquent, des sauces grasses, des rôtis lardés, des légumes braisés au beurre, etc.

Par tolérance du diabétique, on entend la faculté de l'organisme malade d'assimiler une certaine quantité de sucre, de sorte que cette quantité ingérée comme aliment ne passe pas dans les urines.

On devra recherché cette tolérance pour chaque cas particulier.

Elle n'est pas attachée seulement à une certaine quantité de sucre, mais dépend aussi en partie de la nature du sucre ingéré.

Le glucose, terme auquel aboutissent les transformations de l'amidon, se comporte autrement que le sucre saccharose, le sucre de lait et la maltose.

Une fois la tolérance du malade établie, ce qui importe surtout, c'est la teneur en principe sucré de l'alimentation.

Ainsi, 10 grammes de pain blanc sont approximativement égaux à 8 grammes de farine ou de macaroni, à 9 grammes d'orge ou de riz, à 12 grammes de seigle, de pain de Graham, de pois, de lentilles ou de fèves, à 15 grammes de pain d'aleurone et à 30 grammes de pommes de terre.

Naturellement, on peut faire aussi des combinaisons ; c'est ainsi qu'un diabétique dont la tolérance est de 50 grammes de pain blanc, peut prendre 24 grammes de pain de Graham, plus 16 grammes de farine, plus 30 gr. de pommes de terre, ou bien encore, un diabétique dont la tolérance est de 100 grammes de pain blanc, peut prendre 25 grammes de pain blanc, plus 70 grammes de pommes de terre, plus 16 grammes de farine, plus 22 gr. de riz.

Certains médecins cherchent à établir le régime d'après la persistance de la glycosurie.

Un malade ayant une alimentation ordinaire arrive par exemple, à Karlsbad, avec 2 à 3 % de sucre ; sans lui prescrire de régime alimentaire spécial on le soumet aux eaux de Karlsbad.

Quelques jours après, l'analyse des urines peut montrer la disparition complète du sucre et il n'y a pas lieu de modifier le traitement.

S'il y a du sucre, le malade est mis au régime des diabétiques, avec d'abord du pain de Graham, et si le sucre persiste, du Kleberbrod, et, au besoin, du pain d'amandes.

Le régime doit également être modifié dans le cas d'albuminurie, ou d'acétonurie, comme il arrive dans le diabète maigre ou gras.

L'*albuminurie* fait éliminer (Salz), la viande, les mets acides ou épicés.

Dans le cas d'*acétonurie*, le régime doit perdre de sa sévérité : on accorde au malade des hydrates de carbone, des pommes de terre et l'on ajoute comme médicament, du *bicarbonate de soude*, non seulement après les repas, mais aussi mélangé à l'eau minérale (Salz).

De toutes façons, le diabétique trouve à Karlsbad toutes les facilités pour suivre son régime.

Dans quelque restaurant qu'il entre, il ne trouve sur la carte qui lui est offerte, que des mets simples non épicés et à peine sucrés, et parmi lesquels il peut encore choisir ceux qui conviennent le mieux à son état.

VICHY

Nous retrouvons à Vichy les mêmes types de diabète qu'à Karlsbad, mais ce sont surtout les diabétiques dits arthritiques et les diabétiques nerveux (à système nerveux irritable ou déprimé) qui retirent un grand bénéfice de leur cure.

C'est à cette catégorie qu'appartiennent ces malades que l'on voit revenir pendant quinze et vingt ans de suite à Vichy, présentant dans leurs urines de 20 à 100 grammes de sucre en vingt-quatre heures, partant généralement aglycosuriques, pour voir le sucre reparaître un ou deux mois après la cure, attribuant d'ailleurs à ces cures annuelles l'absence de tous les autres symptômes arthritiques qu'ils avaient pu présenter auparavant : migraine, dyspepsie, angine, douleurs articulaires.

Ce qui est remarquable c'est la rapidité avec laquelle s'atténue la polydypsie.

Dès les premiers jours de leur cure, les malades ont moins soif.

Très rapidement aussi, les urines diminuent souvent de moitié au bout de quelques jours.

L'augmentation des phosphates urinaires, fréquente chez les diabétiques où elle traduit la désassimilation, comme l'a montré le professeur Bouchard, s'atténuerait pendant la cure de Vichy, ce qui est dû sans doute à l'action thérapeutique de l'arsenic, dont les eaux minérales renferment 2 milligrammes par litre.

1° Eaux minérales. — *1° Quantité.* — Il était d'usage à Vichy autrefois, de boire de grandes quantités d'eau, comme en témoigne la lettre de Madame de Sévigné où elle parle des douze verres qu'elle doit boire chaque jour.

De nombreux accidents survenus à notre époque, dus peut-être, disent certains médecins, à l'affaiblissement des constitutions, ont fait, nous l'avons vu, progressivement ramener les doses courantes à un taux bien moins élevé.

Un malade qui boit à Vichy quatre grands verres (800 grammes) est réputé faire une cure assez forte.

Ce n'est que pour le diabète que les médecins (la plupart) font exception à cette dose conventionnelle.

Un diabétique obèse, à cause de son obésité elle-même, comme en raison de sa soif et de son besoin de boire beaucoup, peut arriver assez souvent à boire six grands verres.

Quelques médecins, peut-être, pousseront chez ces malades la dose à la limite exceptionnelle de huit verres, chez les diabétiques qui n'auront pas éprouvé ce phénomène très intéressant et très fréquent de la disparition, ou du moins de la diminution de la soif dès les premiers jours de leur séjour à Vichy.

2° Sources. — Etant donné que les diabétiques arthritiques qui viennent à Vichy ont presque toujours le foie un peu gros, on comprend qu'on leur prescrive de préférence Chomel et Grande-Grille, dont l'action sur le foie est bien connue.

Un très grand nombre de diabétiques un peu affaiblis ne supportent pas la Grande-Grille, qui leur donne des vertiges et même des syncopes.

Dans ce cas, c'est surtout Chomel qui leur convient.

On peut conseiller aussi, pour l'après-midi, l'usage des Célestins, qui a toujours eu la réputation d'avoir une efficacité spéciale sur les maladies des reins, pour combattre l'albuminurie, ou l'excès de l'acide urique, symptômes que l'on observe fréquemment chez les diabétiques obèses.

2° Balnéothérapie. — Les diabétiques se trouvent souvent bien de l'usage des bains, néanmoins, comme la fatigue est un des symptômes principaux dont se plaignent les diabétiques, et que, malgré tout, les bains répétés risquent de déprimer un peu les malades pendant la cure, bien des médecins préfèrent leur ordonner surtout des douches.

Il est surprenant de voir des malades qui hésitaient à se soumettre à ce traitement, arriver rapidement à prendre deux douches par jour, et à leur attribuer, en grande partie, le relèvement singulier de leurs forces.

Il est d'usage aussi d'ordonner fréquemment aux diabétiques le massage, soit localisé au foie, pour en réduire le volume, soit à la colonne vertébrale comme calmant du système nerveux, soit massage général pour activer la nutrition.

Pour beaucoup de malades, ces deux pratiques du massage et de la douche se trouvent combinés dans la douche-massage, fréquemment utilisée avec le plus grand succès, pour les diabétiques arthritiques.

3° Régime. — Ici, comme partout, le diabétique doit s'abstenir de sucre et de tout plat sucré, de tout fruit ou légume contenant du sucre, par tolérance la plupart des médecins permettent les pommes et les petites fraises des bois dont on rencontre des champs entiers près de Vichy (pied de la Montagne Verte).

Le pain ordinaire est défendu, et représente pour les diabétiques français, la privation la plus pénible.

La plupart consentent, en effet, à se priver de sucre, mais discutent sans cesse la défense qui leur est faite de prendre du pain.

On recommande aux diabétiques ayant un fort chiffre de sucre, d'éviter, autant que possible, les farineux et les féculents, ce qui est facile à Vichy où la cure n'a lieu qu'en été, et où les légumes affluent en quantité de toutes les campagnes environnantes et notamment des plaines de la Limagne ; tandis qu'au début de la saison, toutes les primeurs sont apportées en quantité à Vichy par les trains du P. L. M. transportant à Paris, par la voie du Bourbonnais, les produits de l'Algérie.

Depuis plusieurs années les pommes de terre, dont l'usage était jadis formellement interdit aux diabétiques, sont permises par un grand nombre de médecins, à condition d'être d'abord bouillies à l'eau, elles sont ensuite apprêtées d'une manière quelconque ou employées simplement bouillies à l'eau en guise de pain.

Beaucoup de médecins pensent que même ainsi préparées, les pommes de terre ne peuvent être vraiment bonnes pour les diabétiques, mais qu'en les aidant à se priver de pain, elles ont néanmoins leur utilité puisqu'elles fournissent un aliment très substantiel à des malades qui ont besoin d'être nourris abondamment.

Ce serait, en effet, un tort de ne voir dans un tel malade, que la maladie, et sous prétexte d'amener à zéro le sucre d'un diabétique, de le faire maigrir, de l'anémier et de déprimer ses forces générales.

On voit, en effet, des diabétiques atteindre un âge très avancé, avec un taux relativement élevé de sucre, et jouissant d'une santé qui leur permet de mener une vie physique et intellectuelle très active.

Il y a certainement des cas où le médecin se trouve amené a défendre toute diète à un diabétique, c'est lorsqu'il voit que les forces déclinent et que la dénutrition l'emporte.

Nous terminerons ces indications par les recommandations de la Société des Sciences Médicales de Vichy et par les prescriptions imprimées au verso des menus dans certains hôtels de Vichy :

Recommandations de la Société des Sciences médicales de Vichy

RÉGIME DE VICHY

I

Les aliments suivants ne conviennent généralement pas durant la cure de Vichy, et, par conséquent, doivent être proscrits :

Mayonnaise ;

Sauces non dégraissées (toutes les sauces doivent être servies à part, à côté des viandes, et non dessus) ;

Viandes salées, fumées ou marinées ;

La charcuterie, sauf le jambon maigre ;

Le foie gras, l'oie, le canard rouennais ;

Les gibiers faisandés ;

Les crustacés en général (homard, langouste, crevettes, etc.) ;

Le saumon, la truite saumonée, le maquereau, l'anguille, les fritures de petits poissons ;

Les haricots, pois (sauf en purée), les choux, carottes dures (rissolées), le cresson dûr, l'oseille, les tomates en pièces, les champignons en pièces ;

Les crudités telles que radis, concombres, melons, surtout avec de la glace ;

Pain peu cuit (le pain croûteux et grillé devant toujours être préféré), les pâtes feuilletées peu cuites.

II

Les repas ne doivent pas se composer de plus de quatre plats (dont deux de viande rôtie, bouillie ou grillée).

III

Pour que les heures des repas ne soient pas trop espacées, il est recommandé d'en faire trois, le matin, vers midi, et le soir.

RÉGIME DES DIABÉTIQUES

Hors-d'Œurve. — *Sont permis* en général tous les hors-d'œuvre. De préférence ceux qui sont gras : sardines, harengs saurs à l'huile, thon à l'huile, le beurre, rillettes, le caviar, etc.

Potages. — *Sont permis* tous les potages gras, sans pain, les potages aux légumes sans navets, ni carottes.

Sont défendus : les potages aux pâtes et au pain.

Viandes. — *Sont toutes permises*, viande de boucherie et gibier, mais sans sauce à la farine (sautés, ragoûts).

Légumes. — *Sont permis*, presque tous les légumes verts : choux, choux de Bruxelles, épinards, laitue, chicorée, artichauts, salsifis, haricots verts, cresson, asperges, salades, crosnes du Japon ; les œufs sont permis et en général recommandés.

Sont défendus : melons, carottes, navets, petits pois, haricots, lentilles, le riz, les pâtes alimentaires, le macaroni et les nouilles.

Desserts. — Les fromages sont permis.

Sont défendus : les entremets et toutes les sortes de patisseries.

Tous les fruits sont proscrits sauf les noix, noisettes, amandes et pistaches.

OBSERVATIONS

KARLSBAD

Diabète arthritique

I. — Geba..., homme. Poids : 73 k. 200.

	Volume	Densité		Glucose %	Glucose éliminé en 24 heures
8 juillet.	2100	1025	beaucoup d'albumine	0.42	8.82
14 —	2300	1016	»	»	»
29 —	2500	1019	»	»	»
1er août..	Poids : 72 k. 900.				

II. Zanc..., femme. Poids : 79 k. 700.

8 juillet.	2100	1026	pas d'albumine	0.21	4.41
4 —	2010	1021	»	»	»
20 —	2400	1028	»	»	»
21 —	Poids : 78 k. 700. Quitte Karlsbad avec une tolérance de 100 grammes de pain.				

III. Tresl..., homme petit et gros. Poids : 70 k. 200.

8 juillet.	2000	1039	un peu d'albumine	0.99	19.80
14 —	3000	1013	»	0.18	5.40
20 —	2900	1019	»	0.11	3.19
26 —	2600	1017	»	»	»
1er août..	Poids : 68 k. 600.				

IV. Porchas..., homme. Poids : 73 k. 700.

7 juillet.	1100	1036	pas d'albumine, pas d'acétone	3 31	36.41
13 —	2000	1015	»	0.023	0.46
21 —	2100	1018	»	»	»
1er août..	Poids : 74 k. 500.				

V. Kokos... Poids : 92 k. 300. *Foie très gros.*

	Volume	Densité		Glucose °/₀	Glucose éliminé en 24 heures
17 juillet.	2300	1020	pas d'albumine, pas d'acétone	0.115	2.645
22 —	2200	»	»	»	»

VI. Herr... Poids : 79 kilos.

	Volume	Densité		Glucose	Glucose éliminé
11 juillet.	4000	»	un peu d'albumine	2.4	96 g.
15 —	3500	»	»	0.74	25.90
22 —	3300	»	un peu d'albumine	»	»
1er août..	Poids : 80 kilos.				

VII. Rost... Poids : 81 kilos.

	Volume	Densité		Glucose	Glucose éliminé
9 juillet.	2300	1028	pas d'albumine, beaucoup d'acétone	2 g.	46 g.
14 —	2600	1025	»	1.9	49.40
21 —	2300	1020	»	0.85	19.55
28 —	2000	1029	»	1.02	20.40
1er août..	Poids : 80 k. 700.			avait pris une soupe au lait	

VIII. Riess... Poids : 73 k. 600. Avait eu 6 g. 19 en 1906.

	Volume	Densité		Glucose	Glucose éliminé
8 juillet.	2100	1035	»	5.35	112.35
15 —	2800	1025	»	2.74	76.72
17 —	Poids : 73 k. 900.				
23 —	1800	1020	»	1.30	23.40
28 —	1550	1030	»	1.87	28.98
1er août..	Poids : 73 k. 700.				

Diabète maigre

M. Kog... Poids : 55 k. 600.

	Volume	Densité		Glucose º/₀	Glucose éliminé en 24 heures
8 juillet.	4200	1034	acétone	4.96	208.32
13 —	4500	1025	»	4.1	184.50
20 —	4800	1030	»	4.32	207.36
27 —	3500	1027	acétone disparu	3.25	113.75

1ᵉʳ août.. Poids : 62 k. 200.

M. Wach...

1ᵉʳ juillet	1300	1025	albumine	1.95	25.35
9 —	2200	1022	»	0.16	3.52
17 —	1150	1024	»	0.39	4.485
22 —	1200	»	»	0.31	3.72
26 —	1500	1020	albumine	0.62	9.30
29 —	1500	»	»	2.30	34.50

M. Krimm... Poids : 55 k. 100.

8 juillet.	1500	1039	albumine	4.05	60.75
14 —	2500	1030	albumine 0, acétone	1.50	32.50
20 —	2700	1015	albumine 0, acétone	0.33	8.91
28 —	1300	1028	»	1.23	15.99

1ᵉʳ août . Poids : 55 kilos.

M. Hofm... Poids : 53 k. 700.

8 juillet.	2300	1015	un peu d'albumine, beaucoup d'acétone	2.47	56.81
14 —	3900	1015	»	1.30	50.70
26 —	3700	1017	»	0.78	28.86
28 —	3700	1016	»	0.52	19.24

1ᵉʳ août.. Poids : 54 k. 200.

VICHY

Les quelques observations que nous rapportons sont celles de :

A. — *Diabétiques arthritiques* ;
B. — *Diabétiques nerveux* ;
C. — *Diabétiques maigres.*

Elles permettent de voir : une amélioration presque constante portant sur la glycosurie et surtout sur l'état général chez les diabétiques arthritiques et les diabétiques nerveux ;

Une glycosurie stationnaire ou même un peu augmentée, à la suite du traitement, chez les diabétiques maigres dont l'état général retire le plus souvent un bénéfice très réel de la cure.

A. Diabétiques arthritiques

1° Améliorés remarquablement par une cure ;
2° Voient leur amélioration se maintenir et s'accentuer par des cures successives.

I. — *Une seule cure*

Amélioration marquée de tous les symptômes.

Diminution du sucre.

H..., 48 ans. — *Mère diabétique, lui-même obèse.*
 Diabète reconnu depuis 1906.
 Foie déborde de deux travers de doigt, dur,
 indolore.

Examen des urines :

		Acidité	Urée	Sucre
19 juin	4200cc	93	61	268
25 —	4200	92	51	219

V..., 48 ans. — *Ethylisme, diabète.*
 Reconnu depuis 1898, à l'arrivée : foie déborde
 de un à deux travers de doigt, insensible.

Examen des urines :

12 juin	1900cc	71 gr. de sucre.
19 —	2000	73 —
25 —	2500	42 —

Au départ très amélioré. Foie déborde de un
 travers de doigt, assez dur.

R.. — *Diabète datant depuis 7 ans. Ethylisme, séden-
 tarité, gros mangeur.*
 A l'arrivée : foie déborde de quatre travers de
 doigt, indolore.

Examen des urines :

18 mai	2200cc	103 gr. de sucre.
26 —	2300	92 —
1er juin	2100	64 —

Au départ très amélioré.

P..., 62 ans. — *Arthritique.*

    A l'arrivée foie déborde de :

    4 travers de doigt sur la ligne mamillaire ;

    7   —   sur le bord externe du g^d droit.

    dur, sensible, donnant un ressaut.

        Examen des urines :

26 août 1905	1500cc	15 gr. de sucre.
2 septembre	1500	21 —
10 —	2200	traces non dosables.

B..., 51 ans. — *Coliques hépatiques depuis 1891. diabète reconnu en 1899, sédentaire, gros mangeur.*

    A l'arrivée foie déborde de :

    4 travers de doigt sur la ligne mamillaire ;

    5   —   sur le bord externe du g^d droit.

    Dur et sensible, abdomen volumineux, polydypsie.

        Examen des urines :

26 août	2600cc	88 gr. de sucre.
2 septembre	2500	39 g. 75 —
10 —	2300	23 —

    Au départ : le foie a conservé le même volume, mais il est moins dur et moins sensible.

F..., 53 ans. — *Hérédité diabétique, paludisme, dysenterie, gros mangeur, éthylique, ictère ancien.*

    A l'arrivée foie déborde de :

    1 travers 1/2 sur la ligne mamillaire ;

    2   --   sur le bord externe du grand droit;

    2   —   1/2 sur la ligne médiane.

    Peu sensible, rénitent.

        Examen des urines :

	Quantité	Acidité	Urée	Sucre	Urobiline
12 juin 1907	1300	44,2	28,6	31 g.	traces
20 —	1600	88,4	41	10,89	
26 —	1400	21	32	pas de sucre, pas d'urobiline	

B..., 50 ans. — *Hérédité lithiasique (paternelle), rhuma-*
tisme, diabète reconnu depuis 1894.

A l'arrivée foie déborde de :

4 travers de doigt sur la ligne mamillaire ;

6   —   sur le bord externe du g^d droit ;

6   —   sur la ligne médiane ;

peu sensible et dur.

Pendant la cure : coliques et diarrhée bilieuse.

Examen des urines :

	Quantité	Acidité	Urée	Sucre	Urobiline
12 juin 1907	2600	60	34	93 g.	traces
20 —	1500	33	33,75	53,83	traces
26 —	1800	18,27	28	44,56	»

Au départ foie déborde de :

2 travers de doigt sur la ligne mamillaire ;

4   —   sur le bord externe du g^d droit ;

5   —   sur la ligne médiane ;

insensible.

L..., 60 ans. — *Diabète.*

A l'arrivée : foie déborde de trois travers de doigt.

Examen des urines :

18 mai 1905	2300cc	58 gr. de sucre.
16 —	2100	56 —
1er juin 1905	2000	43,60 —

F... — *Ictère à l'âge de 22 ans, paludisme, éthylisme,*
dysenterie.

A l'arrivée : foie déborde de trois travers de
doigt, rénitent, peu sensible.

Diarrhée chronique.

Examen des urines :

18 mai	1500cc	28 gr. de sucre.
26 —	2000	14 —
1er juin	2000	26 —

Au départ : foie déborde plus que de un travers
de doigt.

Officier en retraite, 55 ans, 74 kilos. — *Gros mangeur*,
  sédentaire.

Lithiase biliare en 1899, dernières crises de
  coliques hépatiques en février et mars 1904.

Diabète débute cliniquement en 1902.

Foie déborde de deux travers de doigt sur la
  ligne mamillaire, sensible à la pression.

Examen des urines :

1ᵉʳ août	1200 gr.	2 gr. 45 de sucre.
17 —	1700	2 gr. 30 —

Officier en retraite, 56 ans, 87 k. 500. — *Hérédité diabé-*
  tique, éthylisme, gros mangeur, a maigri de
  20 kilos en 6 ans.

Foie : mesure 14 centimètres sur la ligne mamelonnaire, douloureux.

Examen des urines :

10 juin	2100	76 g. 79 de glucose.
17 —	1700	38 g. 60 —

Officier, 44 ans, 75 kilos. — *Paludisme, ictère deux fois,*
  éthylisme, dyspepsie légère.

Rhumatisme, 1890 ; goutte, 1897 ; hémothorax
  traumatique gauche opéré, 1890 ; début du
  diabète, 1895.

Foie : gros, renitent et douloureux, haut de 18
  centimètres sur la ligne médiane.

Examen des urines :

10 juin	2500ᶜᶜ	123 g. 75 de glucose.
17 —	2400	109 g. 03 —

Officier retraité, 70 ans, 81 k. 500. — *Arthritisme, scia-*
  tique 1859, albuminurie légère depuis 1897,
  gravelle, extraction d'un calcul vésical 1892,
  artériosclérose.

Début du diabète, 1893.

Foie déborde, sensible à la pression.

Examen des urines :

1er août	1200 g.	5 g. 45 de glucose
18 —	1200	2 g. 72 —

Officier en retraite, 57 ans, 78 kilos. — *Arthritisme, obésité, apéritifs, artériosclérose.*

Foie : déborde de deux travers de doigt, sensible.

Examen des urines :

		Glucose	Albumine
18 juin	1800 gr.	36,80	traces
27 —	2600	34,50	»

Officier, 52 ans, 83 kilos. — *Arthritisme, lithiase biliaire, goutte, obésité.*

En 1895, fracture de côtes par coup de pied de cheval ; en 1896, diabète.

Officier, 63 ans. — *Arthritisme, obésité, paludisme. lithiase biliaire, dernière colique en 1902, arythmie cardiaque.*

Foie : un peu gros, sensible à la palpation.

Examen des urines :

31 juillet	1200 gr.	2 gr 72
18 août	1000 gr.	6 gr. 80

Marin, 43 ans, 69 k. 500. — *Rhumatisme articulaire aigre, alcoolisme. athérome, foie hypertrophié, dur, sensible.*

Examen des urines :

12 juin	1600cc	112,65
17 —	2300	113,93

Officier retraité, 50 ans, 80 kilos. — *Arthritisme, obésité, paludisme, gros mangeur, alcool, constipation, hypertension, bronchite chronique.*
Diabète reconnu en 1895.
Foie gros, indolent, dur.

Examen de urines :

| 12 juin | 2000^{cc} | 119 gr. 94 |
| 27 — | 2000 | 45 gr. 40 |

Officier retraité, 69 ans, 85 kilos. — *Hérédité arthritique, sciatique, obésité, gros mangeur.*
Diabète reconnu en 1891.
Foie : déborde de trois travers de doigt sur la ligne mamillaire.

Examen des urines :

| 12 juin | 2300 | Glucose 78 gr. 36 |
| 27 — | 2400 | — 44 gr. 64 |

Sous-officier retraité, 53 ans, 77 kilos. — *Dyspepsie gastro-intestinale, artériosclérose, foie atrophié.* La matité étant réduite à trois travers de doigt sur la ligne mamelonnaire.

II. — *Plusieurs cures*

L'amélioration s'accentue à chaque cure.

I. — B..., 51 ans. — *Obèse sédentaire, gros mangeur.*
1re saison 1905.

A l'arrivée : foie déborde de deux travers de doigt.

Examen des urines :

18 mai	950^{cc}	6 gr.
26 —	2300	traces impondérables
1er juin	2400	0 gr. 55

Au départ : foie déborde de trois travers, donc aurait augmenté de volume à la suite de la cure.

2ᵉ saison 1907.

A l'arrivée foie déborde de :

3 travers de doigt sur la ligne mamillaire ;

5   —   sur le bord externe du gᵈ droit;

6   —   sur la ligne médiane ;

Donc a augmenté de volume depuis la première cure, dur et indolent, mal perforant plantaire au pied gauche.

Examen des urines :

	Quantité	Acidité	Urée	Sucre
12 juin	1200ᶜᶜ	42	28	traces
20 —	1400	34	28	3 g. 17
26 —	2000	20	32	»

Au départ foie débordant de :

2 travers de doigt sur la ligne mamillaire ;

4   —   sur le bord externe du gᵈ droit;

5   —   sur la ligne médiane.

Mal perforant complètement refermé.

II. — B..., 41 ans. — *Lithiase biliaire 1892, diabète 1905, amaigrissement considérable.*

1ʳᵉ saison 1905.

A l'arrivée : submatité à la base gauche.

Foie : déborde de deux travers de doigt sur la ligne mamillaire, sensible, dur, avec un ressaut.

Examen des urines :

26 août	2600ᶜᶜ	114 gr. de sucre.
2 septembre	3000	143 —
10 —	3000	51 —

2ᵉ saison 1906.

A l'arrivée foie déborde de :

2 travers de doigt sur la ligne mamillaire ;

4   —   sur le bord externe du gᵈ droit.

ressaut dur, sensible.

Examen des urines :

12 juin	2000^{cc}	77 g.	traces d'albumine.
19 —	2500	99	pas d'albumine.
27 —	2300	46	»

Au départ foie déborde de :

1 travers de doigt sur la ligne mamillaire ;

3 — sur le bord externe du g^d droit ;

beaucoup plus souple, insensible.

III. — Berton, 51 ans. — *Obèse sédentaire, gros mangeur.*

Lobe droit : 2 travers de doigt.

— carré : 2 —

18 mai 1905	950^{cc}	6 gr.
26 —	2300	traces impondérables
1er juin 1905	2400	0 gr. 55

Foie : déborde de trois travers, donc aurait augmenté pendant la cure.

	Quantité	Acidité	Urée	Sucre	Albumine
12 juin 1907	1200^{cc}	42	28	traces	»
20 —	1400	34	28	3 g. 17	»
26 —	2000	20	32	»	traces

Amélioration complète d'une ulcération plantaire

Foie : lobe droit 3 travers de doigt.

— carré 5 —

— épigastre 6 —

dur et indolent.

Après cure : lobe droit 2 travers de doigt

— carré 4 —

— épigastre 5 —

dur et insensible.

Mal perforant gauche au gros orteil depuis 1907, l'année précédente, à droite.

IV. — Barrière, 41 ans, gendarme. — *Diabète et lithiase.*

Lithiase 1892 ; diabète 1905.

Foie : lobe droit   2 travers de doigt.
     — carré   4   —
sensible, dur, avec un ressaut.

Amaigrissement considérable : 20 kilos ; sub-matité base gauche.

26 août 1905	2600cc	114	
2 septembre	3000	143	
10 —	3000	51	
12 juin 1907	2000	77	traces d'albumine
19 —	2500	99	pas d'albumine
27 —	2380	46	—

Foie à l'arrivée : lobe droit   2 travers de doigt
     — carré 4   —
ressaut dur, sensible.

Foie au départ : lobe droit   1 travers de doigt.
     — carré 3   —
beaucoup plus souple, insensible.

V. — 1re saison 1895.

	Volume	Densité	Acide urique	Glucose
9 juin	3060	1029	0,670	132
1er sept.	3750	1028	0,820	179

2e saison 1896.

6 juin	2750	1031	0,740	127
24 —	2000	1023	0,840	40

3e saison 1900.

7 juin	3030	1032	1,480	158
24 —	2500	1024	1.270	37

4e saison 1901.

7 juin	2500	1029	0,950	115
24 —	2620	1024	0,780	66

5e saison 1902.

9 juin	3000	1021	1,074	132
15 —	2420	1025	0,866	72
25 —	2130	1021	1,041	37

6ᵉ saison 1903.

	Volume	Densité	Acide urique	Glucose
10 juin	2350	1028	1.078	92
24 —	2040	1021	0,930	30

7ᵉ saison 1904.

	Volume	Densité	Acide urique	Glucose
7 juin	2500	1032	0,815	144
16 —	2290	1026	0,820	84
24 —	2400	1022	0,859	60

8ᵉ saison 1905.

	Volume	Densité	Acide urique	Glucose
13 juin	2620	1030	1,184	122
29 —	2300	1028	1,200	73

9ᵉ saison 1906.

	Volume	Densité	Acide urique	Glucose
10 juin	2950	1031	1,026	146
19 —	2370	1020	1,154	38
29 —	1950	1020	0,934	25

10ᵉ saison 1907.

	Volume	Densité	Acide urique	Glucose
7 juin	2500	1028	0,870	85
16 —	2060	1025	1,140	48
24 —	2700	1019	1,220	40

VI. — 1ʳᵉ saison 1899.

	Volume	Densité	Acide urique	Glucose
6 sept.	1700	1025	1,290	17,76
17 —	2540	1012	1.210	2,87

2ᵉ saison 1900.

	Volume	Densité	Acide urique	Glucose
19 juillet	1520	1025	1,280	10,68
6 août	3000	1008	0,870	0

3ᵉ saison 1903.

	Volume	Densité	Acide urique	Glucose
2 juillet	1800	1032	0,937	70
13 —	1880	1016	0,857	9

4ᵉ saison 1904.

	Volume	Densité	Acide urique	Glucose
5 août	1400	1030	1,121	34
19 —	1720	1019	1,198	3

5e saison 1905.

	Volume	Densité	Acide urique	Glucose
30 juin	1460	1024	0,863	11
12 juillet	1700	1018	0,887	7
21 —	1770	1017	0,811	2

6e saison 1906 : 3 cures.

5 janvier	2400	1029	1	90
12 —	2350	1017	0,735	22
18 juin	2220	1026	1,081	63
30 —	1620	1027	0,902	20
6 juillet	2150	1016	0,821	10
31 octobre	2800	1023	1,072	51
7 nov.	2950	1018	1,136	31

7^e saison 1907.

19 juin	1880	1019	0,981	13
13 juillet	2250	1017	0,017	traces

VII. — 1re saison 1906.

7 juillet	1600	1014	0,667	11
26 —	1680	1015	0,706	6

2^e saison 1907.

9 juillet	1700	1013	0,944	7
25 —	1600	1013	0,779	4

VIII. — 1re saison 1906.

19 juillet	1600	1032	1,001	64
27 —	1760	1026	0,795	37
6 août	1470	1027	0,971	15

2e saison 1907.

18 juillet	2500	1034	1,042	122
30 —	1500	1028	»	21
6 août	1050	1027	0,876	traces

IX. — 1re saison 1906.

12 juillet	1470	1025	0,971	11
17 —	1220	1026	0,721	0

2ᵉ saison 1907.

	Volume	Densité	Acide urique	Glucose
10 juillet	2350	1017	1,226	14
15 —	2160	1023	1,878	9
26 —	2100	1027	1,606	0,44

X. — 1ʳᵉ saison 1906.

13 août	2950	1033	1,846	134
1ᵉʳ sept.	2400	1024	1,416	49

2ᵉ saison 1907.

18 août	2150	1037	1,795	90
29 —	2960	1026	1,441	61
7 sept.	2300	1030	1,359	46

XI. — 1ʳᵉ saison 1906.

14 juin	1500	1020	0,522	15
27 —	1170	1025	0,650	10

2ᵉ saison 1907.

11 juin	1270	1022	0,750	12
20 —	1480	1022	0,772	8

XII. — 1ʳᵉ saison 1906.

20 juillet	1690	1027	0,939	34
7 août	880	1027	»	7
16 —	1160	1029	»	23

2ᵉ saison 1907.

12 juillet	1460	1020	0,862	17
28 —	1300	1023	0,904	29
6 août	1450	1022	1,160	8

B. — Diabète chez des nerveux

**Résultats variables suivant des causes indéterminées,
souvent suivant l'état psychique pendant la cure.**

I. — Chef ouvrier, 58 ans, 62 k. 500. — *Nerveux, arthritique, artériosclérose.*
Foie déborde de :
3 travers de doigt sur la ligne mamillaire ;
4 — au niveau de la ligne médiane,
douloureux à la pression, névralgies intercostales.

Examen des urines :

12 juin	1600 g.	12 g. 35 glucose par 24 heures
28 —	1700	0	—

II. — Officier retraité, 58 ans. — *Paludisme intense et
tenace datant de 1887, dysenterie violente la
même année, crise douloureuse hépatique en
novembre 1903, constipation, hémorrhoïdes.*
Foie déborde un peu, très sensible et même
douloureux.

Examen des urines :

		Glucose	Albumine
31 juillet	1000ᶜᶜ	1 gr. 13	traces
18 août	1500	traces	»

III. — 67 ans, 99 k. 600. — *Typhoïde en 1882, dysenteric en 1867.*

Les suites du diabète sont apparus à la suite de chagrins en 1902 (il y a quatre ans).

Foie déborde de un à deux travers sur la ligne mamillaire, indolore, spontanément légèrement sensible à la pression.

Examen des urines :

| 5 juillet | 1900cc | 75 g. 5 glucose. |
| 22 — | 1250 | 44 g. 28 — |

IV. — Fonctionnaire, 48 ans, 70 k. 500. — *Hérédité arthritique, sédentarisme, gros mangeur, surmenage cérébral.*

Foie : légèrement hypertrophié, sensible à la pression.

Examen des urines :

| 2 août | 2100cc | 121 gr. 60 glucose. |
| 17 — | 2300 | 115 — |

V. — Fonctionnaire, 61 ans, 70 k. — *Paludisme, sujet très émotif, diabète depuis 1896 (il y a 10 ans).*

Foie un peu gros, sensible à la pression, pas de douleurs spontanées.

Examen des urines :

| 7 juillet | 1300cc | 4 gr. 03 glucose. |
| 13 — | 1100 | 1 gr. 50 — |

VI. — Fonctionnaire, 54 ans, 88 kilos. — *Hérédité arthritique, obésité, eczéma, très émotif.*

Début du diabète il y a huit ans à la suite de chagrins.

Foie gros, sensible à la pression, pas de douleur spontanée.

Examen des urines :

| 31 juillet | 1100cc | 12 gr. 50 glucose. |
| 17 août | 2100 | 4 gr. 28 — |

VII. — Officier en retraite, 67 ans, 78 kilos. — *Ethy-lisme, début du diabète en 1892 à la suite de chagrins.*

Foie gros, sensible, renitent.

Examen des urines :

| 12 juin | 1300cc | 63 gr. 37 glucose. |
| 27 — | 1800 | 16 gr. 34 — |

VIII. — Officier en retraite, 62 ans, 88 kilos. — *Hérédité arthritique, gros mangeur, rhumatisme, goutte.*

Début du diabète en 1892 à la suite d'ennuis.

Foie gros, indolent, renitent.

Examen des urines :

| 12 juin | 1800cc | 42 gr. 06 glucose. |
| 27 — | 1700 | 3 gr. 85 — |

IX. — X..., 36 ans, 92 kilos. — *Hérédité diabétique (père et mère), rhumatisme. alcool, paludisme, syphilis.*

Début du diabète en 1901 à la suite de chagrins.

Foie déborde de deux travers de doigt, haut de 14 centimètres sur la ligne mamillaire.

Examen des urines :

| 10 juin | 2400cc | 147 gr. 5 glucose. |
| 17 — | 2400 | 70 gr. 33 — |

X. — 53 ans, 97 kilos. — *Gros mangeur, alcool, cons-tipation.*

Début il y a huit jours après déboires, ennuis

Foie gros, dur, déborde de trois travers de doigt.

Examen des urines.

| 1er août | 3100cc | 32 g. 50 gluc. | Urobiline en grande quantité |
| 10 — | 1700 | 38 g. 60 — | |

XI. — Fonctionnaire, 58 ans, poids 78 k. 500. — *Sujet nerveux, paludisme, obésité légère, constipation, hémorroïdes.*

Foie : déborde de deux travers de doigt, dur.

Examen des urines :

1er août	1100cc	33 g. 90 glucose
12 —	2400	9 g. 80 —

XII. — Fonctionnaire, 54 ans, poids 75 kilos — *Arthritisme, goutte, sédentarisme, dyspepsie, constipation.* Début du diabète après chagrins.

Foie : normal en apparence.

Examen des urines :

12 juin	1600cc	66.14 glucose
27 —	2100	13.35 —

XIII. — Fonctionnaire 62 ans, 66 kilogs. — *Nervosisme intense.*

Foie : normal en apparence.

Examen des urines :

6 juillet	800cc	4 g. 72 glucose
13 —	1000	2 g. 54 —

Dans deux observations la quantité de sucre augmenta légèrement au lieu de présenter l'habituel abaissement, il s'agissait d'alcooliques invétérés.

XIV. — 53 ans, poids 97 kilogs. — *Gros mangeur, alcool.* Début du diabète il y a huit ans après ennuis, déboires.

Foie : gros, dur, déborde de deux travers de doigt.

Examen des urines :

1er août	1300cc	32 g. 50 gluc.	Urobiline en grande quantité
10 —	1700	38 g. 60 —	

XV. — *Fonctionnaire, 39 ans, 64 kilogs. — Paludisme,
gros mangeur, apéritifs.*
Début du diabète en 1901, après chagrins.
Foie : un peu gros, dur, indolore.

Examen des urines :

30 juillet	1800^{cc}	66 g. 20 glucose
10 août	2100	68 g. 70 —

C. — Diabète maigre

**Amélioration inconstante de l'état général,
persistance ou augmentation de la glycosurie.**

I. — M. P..., 59 ans. — *Autrefois obèse, actuellement
très amaigri, éthylique, gros mangeur.*
A l'arrivée : foie, son bord inférieur libre,
déborde de deux travers de doigt.
Indolore, insensible.

Examen des urines :

14 juin	1100^{cc}	pas de sucre
19 —	2600	5 gr. 90
25 —	1700	7 gr. 71

Au départ (25 juin) : foie déborde de quatre
travers de doigt, sa limite inférieure s'était donc
abaissée de deux travers de doigt, traduisant
une hypertrophie considérable de l'organe, le
bord supérieur n'ayant pas varié.

II. — M. G..., 32 ans. *Paludéen. Diabète reconnu depuis un an, amaigrissement considérable.*

A l'arrivée : avant le traitement foie déborde de deux travers de doigt sur la ligne mamillaire, de quatre sur le bord externe du grand droit. Son bord inférieur donne un ressaut dur, sensible et même douleureux.

Rate perceptible au niveau des fausses côtes.

Examen des urines :

1er août 1905	3100cc	246 gr. de sucre
4 —	5000	311 —
8 —	6600	406 —
14 —	6000	466 —
19 —	5500	402 —

Après le traitement le foie déborde de :

2 travers de doigt sur ligne mamillaire ;

4 — — sur bord externe du g^d droit, n'a donc subi aucune modification dans son volume.

Souvent cependant le diabète maigre tire un certain bénéfice des eaux de Vichy.

III. — 39 ans, 59 kilos. — *Paludisme, dysenterie, hypertrophie du foie, rhumatismes, artériosclérose, nervosisme, amaigrissement.*

A l'arrivée : foie débordé de deux travers de doigt, douloureux.

Examen des urines :

25 août	5000cc	glucose 329 gr. par 24 h.
7 septembre 4000	—	263 gr. —

IV. — 45 ans, 59 kilogs. — *Alcool, paludisme et dysenterie, (en 1886), sédentarisme, arthritisme, lithiase biliaire, névralgies intercostales.*

A l'arrivée : foie très gros, sensible.

Examen des urines :

13 juin	2700cc	glucose 5,50 par 24 h.
27 —	2500	— 5,10 —

V. — Officier, 33 ans, 57 kilogs.

A l'arrivée : foie déborde de un travers de doigt le rebord costal.

Examen des urines :

10 juin	3900cc	glucose 265,73	acétone quantité notable
16 —	3500	— 208,50	—

VI. — M. P..., 52 ans.

A l'arrivée : foie très gros, débordant de :

3 travers de doigt sur ligne mamelonnaire ;

8 — sur bord externe du g^d droit sensible et renitent.

Examen des urines :

18 mai 1905	5000cc	295 gr. de sucre
26 —	5200	236 —
1er juin 1905	4500	204 —

Au départ : le malade est très amélioré, foie déborde de deux travers de doigt sur ligne mamillaire ; sur bord externe du grand droit, huit travers de doigt.

VII. — Sous-officier retraité, 44 ans, 57 k. 500. — *Ethylique dès sa jeunesse, artério-sclérose.*

Son diabète a été reconnu il y a un an et demi environ à la suite d'une grippe. Il a rapidement maigri de 15 kilogs.

Foie petit, à peine perceptible, profondément sous les fausses côtes, où la pression éveille une certaine sensibilité.

Examen des urines :

26 août	2500 gr.	glucose 164,70	albumine trace
7 sept.	3500	— 262	—

VIII.

	Volume	Densité	Acide urique	Glucose
7 juillet	1820	1034	0,886	94
15 —	2250	1033	»	110
22 —	2250	1031	»	104
28 —	2400	1031	»	120
4 août	1750	1031	»	79
16 juin	4000	1033	1,112	239
1er juillet	6900	1032	1,120	441
18 —	4700	1030	»	292
23 —	4700	1031	»	300

IX. — 1re saison 1906.

	Volume	Densité	Acide urique	Glucose
31 août	4000	1020	1,392	168
6 sept.	3750	1016	1,172	103
13 —	3200	1036	»	232
19 —	4530	1037	0,946	370

2e saison 1907.

	Volume	Densité	Acide urique	Glucose
26 juillet	6600	1033	1,603	539
11 août	7200	1033	1,252	533
6 sept.	6500	1032	0,676	519

X. — 1re saison 1906.

	Volume	Densité	Acide urique	Glucose
28 juin	1240	1030	0,937	22
8 juillet	1260	1031	0,633	34

2e saison 1907.

	Volume	Densité	Acide urique	Glucose
1er juillet	1750	1027	»	26
12 —	1850	1026	»	51

XI. — Guignauti, 32 ans. — *Diabète depuis un an,
amaigrissement considérable, paludéen.*

Foie : lobe droit 2
— carré 4

ressaut dur, sensible est douloureux, rate
perceptible aux fausses côtes.

Traitement quinine et eaux.

1er août 1905	3100cc	246 gr.
4 —	5000	311 gr.
8 —	6600	406 gr.
14 —	6000	466 gr.
19 —	5500	402 gr.

Foie : lobe droit   2
— carré   4, aucune modification.

XII. — Pimblèse, 59 ans. — *Obésité, gros mangeur, éthylique.*

Foie : 2 travers, bord libre flotant, indolore, insensible.

14 juin	1100cc	sucre 0
19 —	2600	— 5,90
25 —	1700	— 7,70

Hypertrophie quatre travers au lieu de deux.

XIII. — Phillipi, 52 ans. — *Diabète.*

18 mai 1905	5000cc	59 gr. par litre	295 gr.
26 —	5200	» —	236 gr.
1er juin 1905	4500	trace d'albumine —	204 gr.

Foie énorme : lobe droit   3 travers
— carré   8 travers

sensible et renitent.
Foie diminué au départ.

Lobe carré   3 à 4 travers
— épigastrique   2 à 3   —
très amélioré.

CONCLUSIONS

Vichy et Karlsbad offrent donc aux diabétiques des ressources thérapeutiques extrêmement puissantes.

Il semble qu'à Karlsbad on ait surtout en vue l'abaissement du chiffre de la glycosurie.

Ce résultat est d'ailleurs obtenu avec une fréquence remarquable à Vichy, où le principal objectif est de réaliser un équilibre satisfaisant des fonctions organiques, avec le sentiment de bien-être, et de remontement.

Les nerveux se trouvent particulièrement bien du climat sédatif de Vichy.

En résumé, Karlsbad soigne les Diabétiques, Arthritiques, Obèses.

Vichy guérit aussi les diabétiques arthritiques, les diabétiques obèses, et possède en outre une action très heureuse sur le diabète des gens nerveux, en même temps que ses sources ferrugineuses et arsenicales sont utiles pour relever les forces des diabétiques anémiés et déprimés, et ralentir chez eux la désassimilation.

INDICATIONS DES EAUX

d'après le malade

KARLSBAD

I. Age. — Certains médecins ne voient dans l'âge aucune contre-indication. Ils donnent volontiers les eaux à des enfants de cinq ans et d'autre part nous avons vu M. le docteur Orfila célébrer le même jour son 80e anniversaire et la fin de sa 25e cure.

Il est évident qu'aux âges extrêmes de la vie, les eaux sont administrées avec prudence. Pour les vieillards surtout, on déconseille les sources chaudes, qui pourraient entraîner une apoplexie par hémorrhagie cérébrale, accident qui est attribué non à la composition mais à la température de l'eau.

II. Sexe. — La gravidité était autrefois une des sévères contre indication de Karlsbad. Actuellement la règle s'est relâchée, mais chez les femmes enceintes on doit toujours éviter les eaux trop chaudes.

Quant aux périodes menstruelles, le docteur Gans, suivant la tradition, prescrivit d'abord à ses clientes d'interrompre la cure pendant leurs règles. Il le fit jusqu'au jour où la femme d'un gynécologue lui en demanda la raison. Depuis lors il fait continuer le traitement même pendant les époques menstruelles et n'a jamais constaté aucun inconvénient.

III. Nationalité. — Enfin les médecins de Karlsbad ont remarqué que leurs sources ne convenait pas également aux malades de tous les pays, les français et les espagnols en particulier supportent moins facilement les eaux, à tel point, qu'on ne doit leur en prescrire que de faibles quantités.

VICHY

I. Age. — Comme celui de Karlsbad, le traitement de Vichy peut-être utile à tous les âges.

Enfance. — Il est très indiqué dans l'enfance aux arthritiques précoces, lithiasiques, migraineux, névropathes, obèses et à titre de prophylactique aux enfants d'arthritiques, de diabétiques et de goutteux (Lambert et Raymond).

C'est surtout pour des troubles gastro-intestinaux et des diarrhées qu'on amène des petits enfants à Vichy. L'enfant y arrive le teint pâle, les traits tirés, l'air souffreteux, le ventre tendu, ballonné, le foie le plus souvent augmenté de volume, il a fréquemment des selles diarrhéiques, mange peu et manque de force.

Au bout de peu de jours la diarrhée diminue, l'appétit renaît et les forces réapparaissent.

Plus nombreux sont les enfants de sept ans qui viennent soigner à Vichy des embarras gastriques à répétition, des dyspepsies, hyper ou hyposthénies mais surtout des affections hépatiques, spécialement le syndome de la cholémie familiale, décrite par M. le proffesseur Gilbert.

L'albuminurie chez les enfants serait aussi heureusement influencée et M. le docteur Cornillon montre l'efficacité de Vichy, spécialement sur l'albuminerie des scarlatineux, comme d'ailleurs sur l'albuminerie des fièvres éruptives en général.

Dans l'albuminurie orthostatique, les effets seraient aussi encourageant (docteur Nivière, *Indications des eaux de Vichy dans les maladies des enfants*, 1904). On ne doit soumettre les enfants, à la cure de Vichy qu'en dehors des périodes de grande chaleur, juin et septembre. Elle doit être naturellement toujours modérée. La durée est la même que pour les adultes (trois semaines).

Vieillesse. — La vieillesse n'est pas une contre indication en elle-même, mais par les troubles viscéraux qu'elle peut comporter et qui font d'elle une véritable cachexie.

C'est d'abord à cause de l'artériosclérose et de la néphrite sénile que l'on ne doit euvoyer qu'avec la plus grande circonspection les vieillards à Vichy. Chez eux, les affections des voies urinaires doivent aussi redoubler la prudence du médecin. Une crise aiguë de rétention, l'exacerbation des phénomènes inflammatoires menacent à l'occasion du traitement le prostatique ou l'infecté de la vessie.

II. Sexe. — Si la grossesse ne contre indique pas une cure urgente, on peut craindre du troisième au cinquième mois l'avortement par hypérémie considérable des organes génitaux, consécutive au coup de fouet circulatoire (Lambert et Raymond).

Il est bon de n'envoyer des femmes à Vichy que dans l'intervalle des règles.

III. Nationalité. — La Nationalité n'est à Vichy l'objet d'aucune préoccupation :

Etrangers 1906 : 91.037

Américains	1.525	Italiens	2.002
Anglais	4.937	Japonais-Chinois	199
Allemands	1.643	Persans	34
Autrichiens	815	Roumains	61
Belges	1.419	Suédois-Danois	204
Colonie française	9.843	Russes	1.074
Egyptiens	572	Suisses	907
Espagnols ⎫ Portugais ⎭	2.307	Turcs	109
		Français	63.539

Contre-indications. — Si les eaux de Karlsbad et de Vichy ont une très grande efficacité dans des cas pathologiques très nombreux, elles ne réussissent pas également dans toutes les maladies. Il y a même des circonstances dans lesquelles on doit formellement déconseiller le traitement hydrominéral. Nous allons les examiner rapidement.

I. Les contre-indications communes à Karlsbad et à Vichy.

II. Les contre-indications de Karlsbad.

III. Les contre-indications de Vichy.

I

Contre-indications communes à Karlsbad et à Vichy

Tous les états aigus, toutes les lésions définitives ou irrémédiables doivent écarter les malades de Karlsbad comme des autres villes d'eaux :

1° Toutes les maladies infectieuses aiguës y compris le rhumatisme aigu-franc ou blennorrhagique et les phases aiguës de la syphilis ou de la blennorrhagie, cystite aiguë et surtout néphrite aiguë.

2° Lésions irrémédiables. Tous les cancers du foie et surtout de l'estomac. L'ulcère gastrique, nous l'avons vu, pour la plupart des médecins de Karlsbad, non seulement n'est pas une contre-indication mais relève directement du traitement des eaux. La tuberculose aiguë est une contre-indication absolue ; quant à la tuberculose chronique elle n'est plus aussi sévèrement proscrite qu'il y a 20 ou 50 ans. Néanmoins, s'il se produit des hémoptysies, le malade ne peut être envoyé à Karlsbad pour y suivre la cure que deux ou trois mois après l'hémorrhagie.

La tuberculose des viscères abdominaux doit être également renvoyé de Karlsbad.

3° Les lésions nerveuses de la moelle épinière et du cerveau doivent être écartées de Karlsbad. L'hystérie ne serait pas une contre-indication.

4° Les lésions vasculaires, surtout l'aortite et l'artério-sclérose, quant aux cardiopathies, elles ne seraient une contre-indication absolue qu'à la période de non compensation. Il faut ranger dans les contre-indications presque toutes les hémorrhagies viscérales principalement l'hématurie.

II

Contre-indications spéciales à Karlsbad

1° Tenant au sujet, la nationalité, les races latines supporteraient plus difficilement la cure.

2° Tenant à la maladie toutes les formes nerveuses, de gastropathies, des maladies de foie et du diabète.

III

Contre-indications spéciales à Vichy

L'ulcère de l'estomac à la période d'activité.

CONCLUSIONS

A Karlsbad comme à Vichy, les âges extrêmes ne sont donc pas considérés comme des contre-indications. On semble, à Vichy plus qu'à Karlsbad, attacher de l'importance à la gravidité et à la menstruation. A Karlsbad par contre, les médecins sont obligés de tenir compte de la nationalité des malades. Certaines races supportent moins facilement que d'autres, le traitement des eaux.

CHAPITRE IX

———

RECHERCHES PERSONNELLES

———

Tout en cherchant, à rassembler sur les eaux de Karlsbad et de Vichy, ce qu'on peut espérer recueillir de renseignements et d'observations dans le cours rapide de deux saisons, nous avons tenté d'instituer quelques expériences, qui nous permissent de constater personnellement :

1° L'influence de ces eaux, sur la glycosurie expérimentale, chez l'homme et chez les animaux ;

2° Leurs actions sur les fonctions intestinales ;

3° Les effets, d'un procédé balnéothérapique spécial à chaque station.

Malgré tous nos efforts, nous n'avons pu réaliser complètement la dernière partie de notre programme, il nous a été matériellement impossible de faire pour le Moorbad, ce que nous avons entrepris pour la douche-massage.

EXPÉRIMENTATIONS SUR L'ANIMAL

Injections simultanées (1). — Nous avons recherché les variations apportées sur la glycosurie expérimentale par l'action des eaux de Karlsbad ; les animaux que nous avons employés sont des lapins de deux kilos à deux kilos et demi.

Par une première série d'expériences nous avons provoqué chez eux la glycosurie.

Après une injection de sept grammes de glucose par kilo d'animal, faite aseptiquement dans le péritoine, nous avons trouvé et dosé dans les urines une certaine quantité de sucre.

Les animaux avaient été placés dans des cages à fond métallique incliné, suivant deux plans pour permettre l'écoulement constant des liquides.

Les urines étaient recueillies dans des flacons garnis d'entonnoir filtrant et prélevées toutes les six heures.

Quinze jours après la première injection, ils ont reçu en même temps une double injection péritonéale de glucose et d'eau de Sprudel recueillie aseptiquement et transportée immédiatement au laboratoire voisin de la source.

La quantité de glucose était rigoureusement la même que dans la première série d'expériences, sept grammes par kilo.

Pour déterminer celle de l'eau à injecter, nous avons pris sur les personnes soumises à la cure, les chiffres moyens et même un peu faibles, de trois verres

(1) En collaboration avec M. le docteur Schumann-Leclercq.

par jour pour soixante kilos de poids. Ce qui nous donnait dix centimètres cubes d'eau par kilo de matière vivante.

Les urines furent à nouveau recueillies et analysées d'après les mêmes méthodes que lors de la première expérience.

On pratiqua le dosage du sucre avec la liqueur de Fehling et les résultats furent contrôlés au moyen du polarimètre et de la méthode de fermentation (saccharimètre de précision de Lohnsteins).

Voici les résultats obtenus :

	Injection de glucose faite à 11 heures matin			Injection simultanée de glucose Eau de Sprudel		
	Urines	Glyco-surie	Quantité absolue	Urines	Glyco-surie	Quantité absolue
		sucre			sucre	
11 h. à 5 h. soir . .	35cc	»	»	12cc	»	»
5 h. à 11 h. soir . .	50	0.25 °/₀	0.12	8	1.25 °/₀	0.10
11 h. à 5 h. matin .	15	0.90	0.135	10	»	»
5 h. à 11 h. matin .	20	1.10	0.22	120	»	»
11 h. à 5 h. soir . .	35	»	»	»	»	»
		Total . .	0.475		Total . .	0.10
11 h. à 5 h. soir . .	»	»	»	5cc	»	»
5 h. à 11 h. soir . .	45cc	0.20 °/₀	0.09	12	»	»
11 h. à 5 h. matin .	95	0.60	0.21	20	»	»
5 h. à 11 h. matin	115	»	»	100	»	»
		Total . .	0.30		Total . .	»
11 h. à 5 h. soir . .	75cc	0.35 °/₀	0.2625	15cc	»	»
5 h. à 11 h. soir . .	100	0.42	0.42	8	»	»
11 h. à 5 h. matin .	50	»	»	25	»	»
5 h. à 11 h. matin .	85	»	»	90	»	»
		Total . .	0.682		Total . .	»
11 h. à 5 h. soir . .	85cc	0.35 °/₀	0.29	12cc	»	»
5 h. à 11 h. soir . .	100	0.3	0.30	10	»	»
11 h. à 5 h. matin .	50	»	»	8	1.20 °/₀	0.096
5 h. à 11 h. matin .	130	»	»	120	»	»
		Total . .	0.59		Total . .	0.096

Si l'on rapproche les chiffres fournis par les deux séries d'expériences, on serait tenté de penser que l'eau du Sprudel a abaissé le plus souvent le taux de la glycosurie en excitant les fonctions glycolytiques, ces organismes soumis à l'expérimentation et peut-être en exagérant l'activité du foie. Mais, il serait imprudent de vouloir tirer de ces premiers chiffres des conclusions que nous nous réservons de formuler, quand de nouvelles recherches nous en auront apporté la confirmation.

On pourrait d'ailleurs objecter que la glycosurie dans la seconde expérience était due à la dissolution du glucose injecté.

Injections successives. — Aussi nous avons cherché une méthode plus simple encore.

Nous avons déterminé le taux de glycosurie obtenu sur un lot de huit lapins par l'injection intrapéritonéale de sept grammes de glucose par kilo de matière vivante.

Ces mêmes lapins, nourris de feuilles, vertes comme dans les premières expériences et dans une cage confortable, ont reçu chaque jour par une injection intrapéritonéale une dose d'eau de Sprudel proportionnellement égale à celle qu'absorbe une personne suivant la cure de Karlsbad, c'est-à-dire 10 centimètres cubes par kilo de matière vivante.

Le quinzième jour, nos lapins reçurent une injection péritonéale de glucose exactement semblable à la première et leurs urines furent examinées de la même façon.

Voici les chiffres de glycosurie obtenue expérimen-
talement avant et après cette série d'injection d'eau de
Karlsbad.

	Avant			Après		
	Urines	Glucose	Glucose éliminé	Urines	Glucose	Glucose éliminé
11 h. à 5 h. soir . .	35cc	»	»	»	»	»
5 h. à 11 h. soir . .	50	0.25 %	0.125	45cc	0.20	0.09
11 h. à 5 h. matin .	115	0.85	0.977	35	0.60	0.21
5 h. à 11 h. matin .	20	0.10	0.020	115	»	»
		Total . .	1.122		Total . .	0.30

	Avant			Après		
11 h. à 5 h. soir . .	50cc	1 %	0.50	100cc	0.3 %	0.30
5 h. à 11 h. soir . .	50	0.50	0.25	100	0.1	0.10
11 h. à 5 h. matin .	100	»	»	25	»	»
5 h. à 11 h. matin .	30	»	»	30	»	»
		Total . .	0.75		Total . .	0.40

	Avant			Après		
11 h. à 5 h. soir . .	85cc	0.35 %	0.297	5cc	»	»
5 h. à 11 h. soir . .	50	0.30	0 15	12	»	»
11 h. à 5 h. matin .	100	»	»	20	»	»
5 h. à 11 h. matin .	30	»	»	100	»	»
		Total . .	0.447		Total . .	»

	Avant			Après		
11 h. à 5 h. soir . .	60cc	»	»	75cc	0.35 %	0.262
5 h. à 11 h. soir .	30	1 %	0.30	100	0.42	0.42
11 h. à 5 h. matin .	25	2.50	0.625	50	»	»
5 h. à 11 h. matin .	45	0.10	0.045	85	»	»
		Total . .	0.970		Total . .	0.682

	Avant			Après		
11 h. à 5 h. soir . .	»	»	»	75cc	0.35 %	0.262
5 h. à 11 h. soir . .	50cc	1 %	0.50	100	»	»
11 h. à 5 h. matin .	50	0.50	0.20	50	0.28	0.140
5 h. à 11 h. matin .	100	»	»	45	»	»
11 h. à 5 h. soir . .	50	»	»	»	»	»
		Total . .	0.70		Total . .	0.402

Nous avons repris à Vichy (1) les mêmes expériences, du moins les " Injections consécutives ".

I. — *Lapin de 2 kilos 500*

Les deux injections de glucose (7 grammes par kilo
d'animal) furent faites à quinze jours d'intervalle pendant lesquels on fit une injection intrapéritonéale quotidienne de 10^{cc} par kilo de matière vivante d'eau de la
Grande-Grille.

	1re injection de glucose faite le 3 août à 11 heures du matin			2e injection de glucose faite le 14 septembre à 11 heures du matin		
	Urines	Glyco-surie	Quantité absolue	Urines	Glyco-surie	Quantité absolue
11 h. à 5 h. soir . .	48^{cc}	2.38 °/₀	1.14	8^{cc}5	»	»
5 h. à 11 h. soir .	15	5.04	0.756	5	»	»
11 h. à 5 h. matin	12	0.27	0.032	»	»	»
5 h- à 11 h. matin	»	»	»	»	»	»
11 h. à 5 h. soir . .	25	»	»	4 5	»	»
		Total . . 1.928			Total . . »	

Le sucre avait été dosé, d'une part, au moyen de la
liqueur de Fehling et, d'autre part, au moyen du polarimètre, les résultats que nous communiquons sont ceux
qui se trouvèrent confirmés par l'examen de M. Bretet.

II. — *Lapin de 2 kilos 200*

Reçut également et toujours dans les mêmes conditions des injections d'eau de la Grande-Grille, mais la
durée de l'expérience fut limitée à dix jours.

(1) En collaboration avec M. le docteur Willemin.

	1re injection de glucose faite le 1er septembre à 11 heures du matin			2e injection de glucose faite le 11 septembre à 11 heures du matin		
	Urines	Glucose	Quantité absolue	Urines	Glucose	Quantité absolue
11 h. à 5 h. soir . .	»	»	»	25cc	»	»
5 h. à 11 h. soir . .	115cc	1.30 °/o	1.495	»	»	»
11 h. à 5 h. matin .	20	0.:5	0.05	55	»	»
5 h. à 11 h. matin .	»	»	»	»	»	»
11 h. à 5 h. soir . .	50	»	»	»	»	»
		Total . .	1.545		Total . .	»

III. — *Lapin de 2 kilos 800*

	1re injection de glucose				2e injection de glucose (5 octobre)		
	Urines	Glucose	Quantité absolue		Urines	Glucose	Quantité absolue
		°/o				°/o	
Midi à 6 h. .	»	»	»				
6 h. à minuit	»	»	»	11 h. à 6 h. m.	11cc	1.66	0.183
Minuit à 6 h.	»	»	»				
6 h. à midi .	»	»	»	6 h. à 11 h. s.	110	»	»
Midi à 6 h. .	159cc	1.089	1.731	11 h. à 6 h. m.	12	0.76	0.092
6 h. à minuit	42	»	»	6 h. à 11 h. s.	28	3.12	0.873
Minuit à 6 h.	19	»	»	11 h. à 6 h. m.	92	»	»
6 h. à midi .	87	»	»				
Midi à 6 h. .	75	»	»	6 h. à 11 h. m.	69	»	»
	Total . .	1.731			Total . .	1.148	

Il faut bien reconnaître que tant à Vichy qu'à Karlsbad, nos expériences ne purent être conduites que dans
des conditions très imparfaites et qu'elles ont encore le
défaut de n'être pas assez nombreuses, mais si nos
chiffres sont exacts il semble qu'on pourrait en conclure : les lapins traités par l'eau de Vichy devinrent
plus complètement et plus rapidement résistant à la
glycosurie expérimentale que ceux traités par l'eau de
Karlsbad.

Il eut été encore intéressant de voir si l'eau de Vichy, administrée aux animaux par un autre mode que l'injection intrapéritonéale, peut obtenir le même résultat.

Nous nous proposons de la faire prendre par la voie digestive, toujours dans les mêmes proportions qu'une personne de poids moyen suivant une cure ordinaire.

Injections intraveineuses. — Nous n'avons pu que commencer une série d'essais sur les injections intraveineuses. Le seul lapin mis en expérience reçut à dix jours d'intervalle, deux injections intrapéritonéales de glucose (7 grammes par kilo d'animal), après lesquelles, suivant notre pratique habituelle, nous recueillîmes les urines de six heures en six heures pour y rechercher et y doser le sucre.

Dans l'intervalle des deux injections de glucose, il reçut chaque jour dans la veine marginale de l'oreille une injection de l'eau de la Grande-Grille (deux centimètres cubes par kilo d'animal).

	1re injection de glucose faite le 4 septembre à 11 heures du matin			2e injection de glucose faite le 14 septembre à 11 heures du matin		
	Urines	Glucose	Quantité absolue	Urines	Glucose	Quantité absolue
11 h. à 5 h. soir . .	28cc	8.51 °/₀	2.382	39cc	»	»
5 h. à 11 h. soir . .	»	»	»	64	1.37 °/₀	0.87
11 h. à 5 h. matin .	25	0.68	0.17	41	»	»
5 h. à 11 h. matin .	»	»	»	69	»	»
11 h. à 5 h. soir . .	100	»	»	39	»	»
		Total . .	2.552		Total . .	0.87

Des expériences témoins faites avec du sérum physiologique au lieu d'eau minérale nous ont fait constater une élimination a peu près égale de glucose avant et après les injections de sérum physiologique.

Nous avons également constaté par un grand nombre d'expériences faites dans un autre but, au laboratoire de M. Delezenne à l'Institut Pasteur, que des injections répétées de glucose n'entraînaient pas d'accoutumance et déterminaient pour un même animal et des doses semblables, une glycosurie toujours à peu près égale.

EXPÉRIMENTATIONS SUR L'HOMME [1]

En même temps que nous cherchions à étudier la glycosurie expérimentale sur les animaux *(nos résultats ne seront définitifs qu'après la saison prochaine)*, nous avons voulu voir si la cure de Karlsbad et celle de Vichy, influenceraient la glycosurie expérimentale chez l'homme.

L'ingestion de 100 grammes de glucose pur, chez des individus en état de bonne santé apparente déter-

(1) Nous adressons tous nos remercîments à M. le Dr Fred Schumann-Leclercq et à M. le Dr Gilbert Thomas qui, l'un à Karlsbad et l'autre à Vichy, voulurent bien se soumettre à ces expériences.

mine souvent, mais non toujours, le passage d'une certaine quantité de sucre dans les urines à certaines
heures de la journée.

Par une première expérience, nous avons observé,
le degré de glycosurie, obtenue dans ces conditions, en
examinant les urines recueillies d'heure en heure.

Puis les sujets se soumirent, à la cure de Karlsbad
ou à celle de Vichy et quinze jours après le début de ce
traitement, absorbèrent de nouveau 100 grammes de
glucose pur. Les conditions de vie et autant que possible
de nourriture, étant à près les mêmes.

Les urines, comme dans la première expérience,
furent recueillies d'heure en heure et analysées d'après
les mêmes procédés.

Les résultats fournis par la liqueur de Fehling,
furent presque toujours contrôlés par la méthode du
polarimètre.

Nous les devons à l'obligeance de M. le Dr Max
Adler, à Karlsbad et Bretet, à Vichy.

TABLEAUX

KARLSBAD

HOMMES DE 50 ANS

	Avant la cure			Après la cure	
	Urines	Glycosurie	Sucre éliminé	Urines	Sucre éliminé
4 h. à 5 h. mat.	20^{cc}	0.80 %₀	0.640	15^{cc}	»
5 h. à 6 h. —	80	0.70	0.840	25	»
6 h. à 7 h. —	120	0.15	0.075	25	»
Petit déjeuner.					
7 h. à 8 h. —	50	»	»	60	»
8 h. à 9 h. —	100	»	»	20	»
9 h. à 10 h. —	50	»	»	50	»
10 h. à 11 h. —	20	»	»	»	»
11 h. à midi . .	15	»	»	70	»
Midi à 1 h. soir	60	»	»	20	»
Déjeuner.					
1 h. à 2 h. —	26	»	»	100	»
2 h. à 3 h. —	115	»	»	115	»
3 h. à 4 h. —	»	»	»	15	»
4 h. à 5 h. —	50	»	»	»	»
5 h. à 6 h. —	»	»	»	40	»
6 h. à 7 h. —	25	»	»	55	»
7 h. à 8 h. —	»	»	»	»	»
Dîner.					
8 h. à 9 h. —	70	»	»	100	»
9 h. à 10 h. —	35	»	»	120	»
10 h. à 11 h. —	»	»	»	»	»
11 h. à minuit . .	»	»	»	»	»
		Total. .	1.555	Total. .	»

VICHY

	Avant la cure 100 g. de glucose pris à 5 h. m. dans 200 gr. d'eau ordinaire			Après la cure 100 grammes de glurose pris à 6 h. du matin	
	Urines	Glyco-surie	Sucre éliminé	Urines	Sucre éliminé
5 h. à 6 h. mat	30cc	»	»	»	»
6 h. à 7 h. —	20	»	»	20cc	»
Petit déjeuner					
7 h. à 8 h. —	22	0.95 °/₀	0.209	22	traces légères de sucre
8 h. à 9 h. —	20	0.88	0.176	16	»
9 h. à 10 h. —	20	»	»	20	»
10 h. à 11 h. —	25	»	»	23	»
Déjeuner					
11 h. à midi . .	21	»	»	15	»
Midi à 1 h. soir.	25	»	»	20	»
1 h. à 2 h. —	45	»	»	25	traces de sucre
2 h. à 3 h. —	46	»	»	22	»
3 h. à 4 h. —	»	»	»	20	»
4 h. à 5 h. —	48	»	»	22	»
5 h. à 6 h. —	60	»	»	20	»
6 h. à 7 h. —	31	»	»	20	»
Diner					
7 h. à 8 h. —	63	»	»	24	»
8 h. à 9 h. —	29	»	»	21	»
9 h. à 10 h. —	41	»	»	18	»
		Total . .	0.385	Total	Traces impondérables

KARLSBAD

	Avant la cure prise de 100 gr. de glucose par dissous dans 200 g. d'eau ordinaire (Destrose des Allemands) à 4 heures du matin			Après la cure		
	Urines	Sucres	Quantité absolue	Urines	Sucres	Quantité absolue
4 h. à 5 h. mat.	33cc	0.1 %	0.035	30cc	»	»
5 h. à 6 h. —	60	0.1	0.060	50	»	»
6 h. à 7 h. —	70	0.1	0.070	110	»	»
7 h. à 8 h. —	65	»	»	220	»	»
Petit déjeuner						
8 h. à 9 h. —	»	»	»	40	»	»
9 h. à 10 h. —	65	»	»	»	»	»
10 h. à 11 h. —	70	0.1	0.070	15	»	»
11 h. à midi. . .	»	»	»	25	»	»
Midi à 1 h. soir.	60	0.1	0 060	50	»	»
Déjeuner						
1 h. à 2 h. —	»	»	»	25	»	»
2 h. à 3 h. —	50	0.1	0.050	»	»	»
3 h. à 4 h. —	»	»	»	105	0.05 %	0.052
4 h. à 5 h. —	65	0.2	0.013	»	»	»
5 h. à 6 h. —	60	0.1	0.060	110	»	»
6 h. à 7 h. —	60	0.1	0.060	100	»	»
7 h. à 8 h. —	»	»	»	»	»	»
Diner						
8 h. à 9 h. —	55	0.2	0.110	»	»	»
9 h. à 10 h. —	60	0.2	0.120	»	»	»
10 h. à 11 h. —	50	0.1	0.050	»	»	»
11 h. à minuit. .	»	»	»	»	»	»
5 h. du matin .	250	0.3	0.690	»	»	»
5 h. à 6 h. —	»	»	»	»	»	»
6 h. à 7 h. —	60	»	»	»	»	»
7 h. à 8 h. —	»	»	»	»	»	»
8 h. à 9 h. —	45	0.1	0.045	»	»	»
9 h. à 10 h. —	»	»	»	»	»	»
10 h. à 11 h. —	30	»	»	»	»	»
11 h. à midi. . .	»	»	»	»	»	»
		Total . .	1.6100		Total . .	0.052

VICHY

	Avant la cure			Après la cure	
	Urines	Sucres	Quantité absolue	Urines	Quantité absolue
4 h. à 5 h. mat.	30 cc	»	»	30 cc	»
5 h. à 6 h. —	22	»	»	60	»
6 h. à 7 h. —	15	»	»	45	»
7 h. à 8 h. —	25	0.1 °/₀	0.025	»	»
Petit déjeuner					
8 h. à 9 h. —	30	»	»	50	»
9 h. à 10 h. —	28	»	»	55	»
10 h. à 11 h. —	37	»	»	60	»
11 h. à midi . . .	46	»	»	»	»
Midi à 1 h soir .	150	»	»	50	»
Déjeuner					
1 h. à 2 h. —	20	0.05	0.010	40	»
2 h. à 3 h. —	33	»	»	55	»
3 h. à 4 h. —	40	»	»	30	»
4 h. à 5 h. —	25	»	»	70	»
5 h. à 6 h. —	25	»	»	28	»
6 h. à 7 h. —	80	»	»	100	»
8 h. à 8 h. —	38	»	»	45	»
Dîner					
8 h. à 9 h. —	35	»	»	»	»
9 h. à 10 h. —	45	»	»	»	»
		Total . .	0.30	Total . .	»

S'il était permis de se baser sur ces quelques chiffres, on pourrait conclure à une action marquée des eaux examinées, sur la glycosurie expérimentale, aussi bien sur l'homme que sur les animaux.

Cette action concorderait d'ailleurs assez bien avec les résultats thérapeutiques obtenus sur le diabète, tant à Vichy qu'à Karlsbad.

Mais il semble, qu'en outre ces expériences, reprises dans des conditions plus favorables, pourraient montrer d'une manière plus précise, si l'une des deux eaux n'a pas un effet plus complet et plus rapide sur la glycosurie.

LES

FONCTIONS INTESTINALES

dans les cures de Karlsbad et de Vichy

L'opinion courante, d'après laquelle les eaux de Karlsbad sulfatées purgent, tandis que les eaux de Vichy bicarbonatées constipent, nous a amené à étudier les fonctions intestinales dans ces deux stations.

A Karlsbad, nous l'avons vu *(Chapitre de Physiologie)* il semble incontestable, que la plupart des malades, qui boivent les eaux chaudes, sont constipés.

A Vichy, par contre, la constipation est loin d'être une règle absolue. Beaucoup de curistes, ont des selles parfaitement normales, alors qu'ils boivent aux sources chaudes. Beaucoup aussi, constipés au début du traitement, présentent au bout de quelque temps une débâcle diarrhéïque.

Nous nous sommes demandé si toutes les sources avaient indifféremment une action semblable.

Le docteur Willemin, avait spécialement attiré notre attention sur la Grande-Grille, dont les eaux, par leur action énergique sur le foie, détermineraient souvent, avec un flux bilieux, le réveil des fonctions intestinales.

Nous avons recueilli la même opinion auprès du docteur Raymond, qui voulut bien nous permettre de prendre à ce sujet quelques observations.

Elles ont porté sur des malades auxquels leur état de santé réclamait un traitement assez fréquemment prescrit à Vichy et qui consiste à n'aborder la Grande-Grille qu'après une certaine accoutumance à l'eau de l'Hôpital.

C'est ainsi qu'après avoir pris 100 à 400 grammes d'eau de l'Hôpital, les cinq ou six premiers jours, ils furent mis à l'eau de la Grande-Grille, le matin, 100 à 300 centimètres cubes, tout en continuant de prendre de 200 à 300 grammes d'eau de l'Hôpital le soir.

Sous l'influence de ce traitement, les malades présentent pendant les quatre ou cinq premiers jours, des selles normales ou de la constipation.

A une date qui correspond en général au septième ou huitième jour de la cure et au deuxième ou troisième jour de l'usage de la Grande-Grille, il se produit chez bon nombre de malades une débâcle intestinale. Cette diarrhée est assez abondante, d'odeur fétide et parfois jaune, même verdâtre. En un mot, c'est la diarrhée bilieuse.

Elle dure un ou deux jours et cesse spontanément sans aucun traitement, à sa suite, les selles se régularisent et deviennent quotidiennes.

Un ou deux jours avant la crise diarrhéïque il se produit, chez beaucoup de malades, une poussée de congestion hépatique plus ou moins douloureuse qui s'atténue au fur et à mesure de l'apparition de la diarrhée.

OBSERVATIONS (1)

I. — M. B..., 61 ans. — *Ethylisme, congestion chronique du foie, constipation opiniâtre.*
Traitement commencé le 14 mai.
Le 21 mai, crise intestinale, diarrhée bilieuse.
(La Grande-Grille avait été donnée le 20 mai).

II. — M. C..., 37 ans. — *Paludéen.*
Alternatives habituelles de diarrhée et de constipation.
Début de la cure, le 16 mai.
Le 22 mai, crise thermale hépatique.
Le 25 mai, malaise et léger vomissement bilieux.
Le 31 mai, vomissements, coliques et diarrhée.
Le foie qui au début, débordait de deux travers de doigt le rebord costal, sur la ligne mamelonnaire, à la fin de la cure, le 4 juin, était normal.

III. — M. P..., 63 ans. — *Lithiase et diabète.*
Début de la cure, le 14 mai.
Foie très gros, douloureux et dur, débordant de :
6 travers de doigt sur la ligne mamelonnaire ;
8 — — sur le bord externe du g^d droit;
2 — — sur la ligne médiane.
Crise diarrhéïque, le 19 mai (1er jour de l'usage de la Grande-Grille).

(1) Travail en collaboration avec le docteur Raymond.

Au départ, foie débordant de :

5 travers de doigt sur la ligne mamelonnaire ;

6 — — sur le bord externe du g^d droit ;

5 — — sur la ligne médiane.

IV. — M. L .., 30 ans. — *Hépatique colonial, abcès du foie, opéré.*

Arrivé à Vichy avec cinq selles par jour et du sang dans les selles.

Le 22 mai, crise de diarrhée (8e jour de la cure).

Le 2 juin, la diarrhée a beaucoup diminuée (fin de la crise).

Foie à l'arrivée, débordant de :

1 travers de doigt sur la ligne mamelonnaire ;

2 — — sur le bord externe du g^d droit ;

2 — — sur la ligne médiane.

très sensible à la pression, douloureux spontanément.

Foie au départ, débordant de :

1 travers de doigt sur la ligne mamelonnaire ;

2 — — sur le bord externe du g^d droit ;

2 — — sur la ligne médiane.

très peu sensible, remontement de l'état général.

V. — M. L..., 33 ans. — *Hépatite, abcès du foie, opéré.*

Le 23 mai (9e jour de la cure, crise de diarrhée.

VI. — M. M..., 37 ans. — *Paludisme*.

Le 25 mai, crise thermale hépatique (11e jour de la cure).

Le 29 mai, diarrhée verte.

Le 2 juin, point douloureux xiphoïdien avec hoquet.

Foie débordant à l'arrivée :

3 travers de doigt sur la ligne mamelonnaire ;

3 — — sur le bord externe du g^d droit ;

4.5 — — sur la ligne médiane.

très sensible.

Foie débordant au départ :

2 travers de doigt sur la ligne mamelonnaire ;

2 — — sur le bord externe du g^d droit ;

2 — — sur la ligne médiane.

VII. — M. C..., 30 ans — *Lithiase biliaire*.

Le 20 mai, crise hépatique (6e jour de la cure).

Le 22 mai, diarrhée.

A l'arrivée le foie ne débordait que sur le bord externe du grand droit de deux travers de doigt.

Au départ, il ne débordait plus que d'un demi travers.

VIII. — M. N..., 33 ans. — *Paludisme*.

Le 20 mai, diarrhée jaune (6e jour de la cure, 1er jour de la Grande-Grille).

IX. — M. S..., 36 ans. — *Paludisme*.

Le 22 mai, crise thermale hépatique (8e jour de la cure).

Le 24 mai, accès palustre.

Le 29 mai, diarrhée bilieuse (15e jour de la cure).

X. — M. C..., 43 ans. — *Dyspepsie, éthylisme*

Le 19 mai, diarrhée bilieuse et congestion hépatique (5e jour de la cure, 1er jour de la Grande-
Grille).

XI. — M. B..., 33 ans. — *Paludisme.*

Le 21 mai, crise thermale (7e jour de la cure,
2e jour de la Grande-Grille).

Le 24 mai, diarrhée bilieuse.

XII. — M. B..., 36 ans. — *Paludisme.*

Le 22 mai, douleurs hépatiques et coliques intestinales (8e jour de la cure).

Le 24 mai, diarrhée.

XIII. — M. R..., 32 ans. — *Paludisme.*

Le 21 mai, crise thermale, diarrhée (7e jour de
la cure).

XIV. — M. M..., 29 ans. — *Paludisme.*

Le 24 mai, diarrhée (10e jour de la cure).

XV. — M. C..., 31 ans. — *Paludisme.*

21 mai, crise thermale hépatique (7e jour de la
cure).

23 mai, diarrhée verte.

XVI. — M. L..., 40 ans. — *Dyspepsie, éthylisme.*
28 mai, crise thermale (14ᵉ jour de la cure), point
hépatique au bord extérieur du grand droit,
diarrhée.

XVII. — M. D..., 32 ans. — *Paludisme.*
25 mai, diarrhée (16ᵉ jour de la cure).

XVIII. — M. V..., 38 ans. — *Paludisme.*
28 mai, diarrhée.

XIX. — M. P..., 33 ans. — *Congestion du foie, éthylisme, gros mangeur, arthritisme.*
22 mai, crise thermale, diarrhée.

XX. — M. B..., 44 ans. — *Lithiase biliaire.*
24 mai, diarrhée.

XXI. — M. B..., 55 ans. — *Dyspepsie.*
25 mai, diarrhée biliaire (11ᵉ jour de la cure).

Cette diarrhée bilieuse assez fréquente, puisque
dans 89 observations dépouillées, nous l'avons trouvée
vingt-une fois, c'est-à-dire une fois sur quatre, nous
paraît être liée à une pertubation du fonctionnement
hépatique.

La congestion douloureuse du foie, précédant les
troubles diarrhéiques et sa diminution de volume, qui
leur est souvent consécutive, nous permettront peut-
être, d'adopter cette explication, comme la plus vrai-
semblable.

Dans ce résultat, nous serions tout disposés à attribuer une grande part, à l'action de l'eau de la Grande-Grille, car, c'est souvent à la suite immédiate, de son ingestion, que surviennent les phénomènes, et d'autre part, nous connaissons un certain nombre de cas, où la diarrhée a coïncidé, avec la prise exclusive d'eau de la Grande-Grille.

Le phénomène inverse, ne s'étant pas produit à notre connaissance, avec l'eau de l'Hôpital.

Mme J..., 60 ans. — *Diabète.*

Ayant suivi à colique hépatique, gros foie. Selles habituellement régulières. Fut mise dès le début de sa cure à l'eau de l'Hôpital et de la Grande-Grille. Elle eut immédiatement six selles par jour jusqu'au moment où elle renonça à la Grande-Grille.

M. P..., 87 ans. — *Arthritique.*

Cholémique familial, buvait habituellement de l'eau de l'Hôpital (600 grammes par jour). Le 8e jour (29 août), il prit 200 grammes d'eau de la Grande-Grille une demi-heure avant le déjeuner. A la fin des repas, diarrhée bilieuse. Le 10e jour, 200 grammes d'eau de la Grande-Grille sont pris à 3 heures de l'après-midi.

Aucun trouble dans la journée, dîner à 7 h. 1/2, à la fin duquel besoin impérieux et diarrhée bilieuse.

Fonctions intestinales

dans les cures de Karlsbad et de Vichy (suite)

Nous avons vu que les médecins de Karlsbad, disposaient pour lutter contre la constipation, qui accompagne le plus souvent la cure, de deux moyens particuliers.

L'usage des eaux thermales refroidies, d'une part, et d'autre part, les sels extraits de l'eau du Sprudel.

Les résultats que nous avons pu constater, en un séjour d'un mois à Karlsbad, nous amenèrent à chercher si l'on ne pourrait introduire à Vichy des procédés analogues.

A. — Un mode spécial d'administration des eaux de Vichy en vue de régulariser les fonctions intestinales (1)

Nous avons fait prendre aux malades de l'eau de la Grande-Grille refroidie ou, plus exactement, ramenée à la température de leur chambre.

Les uns ne prirent par jour qu'un verre de 200 gr., soit le matin à jeun, soit le soir en se couchant.

Les autres, chez lesquels le traitement précédent n'avait obtenu aucun résultat, prirent deux verres d'eau. L'un le matin, l'autre le soir.

(1) Ce sujet fera l'objet d'un travail spécial en collaboration avec le D\u02b3 Binet.

Un seul verre d'eau de la Grande-Grille refroidie, semble provoquer chez des personnes constipées depuis un jour au moins, une ou plusieurs selles :

I. — M. P..., 47 ans (n° 51). — *Dyspepsie.*

    Appétit assez bon, mais digestion lente et difficile.

    Tendance habituelle à la constipation.

    Un verre d'eau refroidie pris le matin : deux selles.

II. — Homme de 30 ans. — *Paludisme.*

    Foie gros et sensible, selles habituellement régulières. Constipé depuis le commencement de la cure de Vichy.

    Eau prise le matin : trois selles.

III. — Homme de 34 ans. — *Paludisme.*

    Foie gros.

    Eau prise le matin : deux selles.

IV. — Homme de 51 ans. — *Congestion du foie.*

    Selles habituellement normales. Constipé à Vichy.

    Eau prise le matin : une selle.

V. — M. C..., 33 ans. — *Paludisme.*

    Gros foie. Selles habituellement régulières.

    Eau prise le matin : deux selles.

VI. — Homme de 34 ans. — *Paludisme.*

> Gros foie. Selles habituellement régulières.
> Constipé à Vichy.
> Eau prise le matin : une selle.

VII. — Homme de 38 ans. — *Paludisme.*

> Habituellement très constipé.
> Eau prise le matin : une selle.

Dans les cas où les malades n'obtinrent aucun résultat par la prise d'un verre de la Grande-Grille refroidie, nous leur prescrivîmes d'en prendre un le matin à jeun et un second le soir au coucher.

Dans ces conditions le succès fut presque constant.

B. — Un emploi nouveau des Sels de Vichy
en vue de régulariser les fonctions intestinales (1)

Nous avons pris au hasard, dans le service du docteur Raymond, un certain nombre de malades, soumis au traitement et atteints de constipation, pour laquelle on venait de leur prescrire, à la visite du matin, une petite dose de sulfate de soude.

Au lieu de sulfate de soude, nous leur avons fait prendre à jeun, dans 100 grammes d'eau de Chomel bue à la source, un paquet de 7 grammes de sel de Vichy.

(1) M. le docteur Raymond nous a fait l'honneur d'accepter la collaboration de ce travail.

Presque toujours ces malades eurent, dans la même journée, de une à quatre selles, sans coliques le plus souvent.

Lit n° 8. — Mme A..., 32 ans. — *Paludisme depuis 1905.*
Foie : limite supérieure normale.
Limite inférieure, déborde le rebord costal de :
3 travers de doigt sur la ligne mamelonnaire ;
(Lobe droit du Dr Raymond).
2 — — au niveau du bord externe du grand droit.
(Lobe carré du Dr Raymond).
3 — · — au niveau de l'épigastre.
(Lobe gauche ou épigastrique du Dr Raymond).
Fosses iliaques un peu douloureuses.
Selles habituellement régulières.
Constipation depuis le début de la cure à Vichy.
L'absorption du paquet de sel de Vichy, dans 100 grammes d'eau de la Grande-Grille, a été suivi de *deux selles* dans les 24 heures.

Lit n° 10. — M. M..., 68 ans. — *Dyspepsie depuis 1885.*
Foie normal. Etat général cachectique. Constipation opiniâtre en tout temps. Boudin cæcal.
Un paquet de sel de Vichy : deux évacuations intestinales dans les 24 heures.

Lit n° 13. — M. D..., 54 ans. — *Dyspepsie depuis 1889.*
Le foie déborde de deux travers de doigt sur la ligne mamelonnaire. Tendance habituelle à la constipation qui s'accentue à Vichy.
Un paquet de sel de Vichy : *une évacuation intestinale.*

Lit n° 19. — M. E..., 41 ans. — *Hépatite chronique datant de 1889.*

Paludisme contracté la même année. Dyssenterie en 1890. Lithiase biliaire en 1890 avec des accès entraînant chaque fois une hypertrophie du foie avec jaunisse.

Foie débordant de deux travers de doigt sur la ligne mamillaire Selles habituellement irrégulières. Tendance à la constipation plus accusé à Vichy.

Un paquet de sel de Vichy : *trois évacuations diarrhéiques.*

Lit n° 42. — M. B.. , 51 ans. — *Diabète depuis 1889.*
Constipation habituelle.
Un paquet de sel de Vichy : *une selle.*

Lit n° 49. — M. X... — *Constipation.*
Un paquet de sel de Vichy : *une selle.*

Lit n° 50. — M. L..., 48 ans. — *Dyspepsie depuis 1896.*
Tendance habituelle à la diarrhée.
Constipation à Vichy.
Un paquet de sel de Vichy : *une selle*

Lit n° 62. — M. O..., 56 ans. — *Dyspepsie depuis 1892.*
Lithiase biliaire 1900. Selles habituellement régulières et même diarrhée fréquente. Constipé à Vichy.
Un paquet de sel de Vichy : *une selle.*

Lit n° 63. — M. A..., 35 ans. — *Dyspepsie depuis 1904.*
Tendance habituelle à la constipation.
Un paquet de sel de Vichy : *une selle.*

Lit n° 70. — M. X... — *Constipation.*
Un paquet de sel de Vichy : trois selles en 24 heures.
Le lendemain, pas de selle.
Le surlendemain, pas de selle.
Le jour suivant, un paquet de sel de Vichy : quatre selles en 24 heures.

Lit n° 72. — M. X... — *Constipation.*
Un paquet de sel de Vichy : deux selles en 24 heures.

Lit n° 73. — M. D..., 56 ans. — *Dyspepsie depuis 1895.*
Constipation habituelle plus marquée à Vichy.
Un paquet de sel de Vichy : une selle.

Lit n° 75. — M. J..., 24 ans. — *Lithiase biliaire datant de 1904.*
Très constipé habituellement.
Un paquet de sel de Vichy : une selle.

Lit n° 83. — M. F..., 34 ans. — *Paludisme depuis 1906.*
Selles habituellement régulières.
Constipé à Vichy.
Un paquet de sel de Vichy : une selle.

Lit n° 89. — M. X... — *Constipation*.

> Un paquet de sel de Vichy : deux selles en 24 heures.

Lit n° 31. — M. C..., 33 ans. — *Paludisme depuis 1906*.
Constipation habituelle.
Un paquet de sel de Vichy : une selle.

Lit n° 34. — M. G..., 34 ans. — *Paludisme*.

> Selles habituellement régulières. Constipé depuis quelques jours.
> Un paquet de sel de Vichy : une selle.

Lit n° 35. — M. X... — *Paludisme*.

> Un paquet de sel de Vichy : une selle.

Lit n° 51. — M. P..., 47 ans. — *Dyspepsie depuis 1892*.
Tendance habituelle à la constipation.

> Un paquet de sel de Vichy : deux selles accompagnées de coliques.

Lit n° 55. — M. C...

> Habituellement très constipé.
> Un paquet de sel de Vichy : trois selles avec coliques pénibles et malaise général.

Lit n° 57. — M. A..., 51 ans. — *Congestion du foie*.
Selles habituellement normales.
Constipé depuis deux jours.
Un paquet de sel de Vichy : une selle.

Quatre malades n'ont obtenu aucun résultat :

Lit n° 21. — M. M..., 61 ans. — *Lithiase rénale datant de 1890.*

    Dyspepsie depuis la même époque.

    Constipation habituelle.

    Un paquet de sel de Vichy : la constipation persiste. L'expérience ne put malheureusement être poussée plus loin.

Lit n° 27. — M. G..., 31 ans. — *Paludisme depuis 1896.*

    Un paquet de sel de Vichy ne provoqua aucune selle.

Lit n° 40. — M. M..., 34 ans. — *Paludisme datant de 1894.*

    Un paquet de sel de Vichy n'amena aucune selle

    Mais la prise d'un nouveau paquet, le jour suivant, fut suivie de deux selles.

Lit n° 77. — M. X... — *Constipation.*

    L'ingestion d'un paquet de sel de Vichy ne fut suivie d'aucune selle.

Nous n'avons pas la prétention de conclure, immédiatement et d'une manière absolue, à l'action laxative des sels de Vichy.

Mais ces essais qui, sur vingt-cinq cas, n'ont donné que quatre résultats négatifs et qui n'ont pas été répétés, comme il eut été désirable, nous ont paru suffisamment intéressants pour être signalés.

Nous nous proposons d'ailleurs, à la saison prochaine, de reprendre sur une plus vaste échelle les mêmes expériences.

Résultats immédiats de la Douche-Massage [1]

La douche-massage est une des applications hydro-thérapiques les dernières entrées dans la thérapeutique de Vichy, où elle tend d'année en année, à prendre une importance toujours plus grande.

Aussi nous a-t-il semblé intéressant de rechercher son action immédiate sur le poids, la tension artérielle et le nombre des pulsations.

Elle a été pratiquée d'après les procédés habituels. Le malade a été massé, par deux baigneurs, pendant 20 minutes, sous une affusion d'eau en pluie à 36°. L'opération a été terminée par une douche générale de 40 à 60 secondes.

Les résultats ont été les suivants :

	Avant	Immédiatement après	20 minutes après
I. — Dʳ W.....			
Poids	78 k. 350	78 k. 300	»
Tension . . .	16	13	»
II. — M. B... — 6 septembre.			
Poids	74 k. 500	74 k. 500	»
Tension . . .	16	15 ½	13
Pouls	84	84	82

[1] Recherches faites en collaboration avec M. le Dʳ Raymond.

	Avant	Immédiatement après	20 minutes après
9 septembre.			
Poids	75 k.	74 k. 500	»
Tension . . .	18-19	16-17	14-15
Pouls	80	76	»
11 septembre.			
Poids	74 k. 700	74 k. 400	»
Tension . . .	18-19	15-16	15
Pouls	80	88	84
III. — M. L...			
Poids	78 k.	77 k. 800	»
Tension . . .	15	11	10-11
Pouls	60	60	60
IV. — M. P... — 6 septembre.			
Poids	84 k. 500	84 k. 500	»
Tension . . .	18	17	14
Pouls	96	96	84
10 septembre.			
Poids	84 k. 800	84 k. 400	»
Tension . . .	18	15-16	14
Pouls	84	80	76
11 septembre.			
Poids	83 k. 100	82 k. 500	»
Tension . . .	17	16	15-16
Pouls	80	88	88
12 septembre.			
Poids	83 k.	82 k. 700	»
Tension . . .	17-16	15	14
Pouls	88	80	96

	Avant	Immédiatement après	20 minutes après
V. — M. M.. — 7 septembre.			
Poids	96 k. 950	96 k. 500	»
Tension . . .	13	12 ½	11
Pouls	68	72	76
12 septembre.			
Poids	96 k.	95 k. 500	»
Tension . . .	13	11-12	11
Pouls	84	72	76 intermittences
VI. — M. Ma...			
Poids	97 k. 500	97 k.	»
Tension . . .	19-20	18	14
Pouls	88	88	92
VII. — M. J... — 7 septembre.			
Poids	80 k. 200	80 k. 200	»
Tension . . .	15 ½	13	13
Pouls	56	60	60
9 septembre.			
Poids	82 k. 800	82 k.	»
Tension . . .	16-17	12-13	»
Pouls	68	60	»
VIII. — M. P...			
Poids	62 k.	62 k.	»
Tension . . .	13	11	»
Pouls	76	76	»
IX. — M. C...			
Poids	81 k. 500	80 k. 500	»
Tension . . .	16	15	15
Pouls	70	64	60

Il nous semble résulter de ces observations :

1º Une diminution très nette de la tension artérielle. Diminution qui s'accentue, même dans les instants qui suivent la douche.

2º Dans le plus grand nombre de ces cas et surtout chez les *obèses*, une diminution appréciable de poids.

3º Quant aux nombres de pulsations, il varie pour chaque malade, sans qu'on puisse en déduire une loi quelconque.

Ces recherches auraient besoin, d'abord, d'être reprises sur une plus vaste échelle, et, ensuite d'être complétées par l'étude des résultats éloignés des *Douches-Massages*.

CONCLUSIONS

KARLSBAD-VICHY

L'expérience de plusieurs siècles aboutit, aussi bien pour Karlsbad que pour Vichy, à une heureuse combinaison des traitements externe et interne.

I. — *En ce qui concerne le traitement interne*

L'étude du sous-sol fait comprendre comment les eaux de Karlsbad sont toutes chaudes et de composition chimique presque identique.

Comment celles de Vichy présentent une gamme aussi variée en température qu'en composition :

Sources chaudes à Karlsbad où le Spitalbrünn, qui a la température la plus basse à 36°6.

Sources *froides* (Célestins, Mesdames, Lardy) ; *tièdes* (Lucas) et *chaudes* (Chomel, Grande-Grille, Hôpital) et même *très chaudes* (60°) a Vichy.

Eaux sulfatées, bicarbonatées, chlorurées sodiques, sans variation appréciable d'une source à l'autre à Karlsbad.

*

A Vichy : eaux surtout bicarbonatées, mais contenant aussi deux milligrammes d'arsenic, certaines renfermant une notable proportion de fer (Lardy, Mesdames), toutes présentent encore de la magnésie, du sulfate de soude, du chlorure de sodium.

Aussi la physiologie des eaux de Vichy, résultante de tant d'éléments divers, sera-t-elle plus complexe que celle des eaux de Karlsbad.

Prises chaudes les deux sortes d'eaux sont constipantes et peu diurétiques. Leur teneur en sels les rend isotoniques (au)sérum sanguin et, par là, facilite leur absorption.

Elles passent ainsi du tube gastro-intestinal dans le foie sur lequel elles exercent une action élective. Elles influencent également la nutrition et les échanges de l'organisme sur l'importance desquels on a si justement insisté ces dernières années.

Prises froides à jeun, elles sont laxatives et diurétiques, ce dernier caractère nous a frappé surtout à Vichy.

Mais les eaux de Karlsbad agissent, semble-t-il, davantage sur les fibres musculaires dont elles déterminent d'énergiques contractions (Gastrocopie du professeur Morelli).

Les eaux de Vichy exercent plutôt leur action sur les terminaisons nerveuses du tube digestif, calmant les douleurs, apaisant les spasmes, mais excitant aussi d'une manière douce et progressive les contractilités affaiblies.

Dans les deux stations on a songé aussi à extraire des eaux les principes minéraux qu'elles contiennent :

A Vichy l'extraction en est totale et les sels obtenus servent à la reconstitution chimique de l'eau minérale ;

A Karlsbad le sel en poudre représente la partie principale, mais non totale, de la minéralisation. Quant au sel cristallisé il est fait de sulfate de soude presque pur.

Et c'est sans doute, en grande partie, sur la confusion qui a pu s'établir entre la physiologie des sels et la physiologie des eaux, que s'est créée l'opinion, d'après laquelle les eaux de Karlsbad seraient par elles-mêmes purgatives ; elles sont laxatives, mais quand suivant un usage courant, on y mélange des sels en poudre.

En ce qui concerne le sel de Vichy, les quelques recherches que nous avons entreprises pourraient laisser croire qu'ils sont susceptibles d'être utilisés comme adjuvants de la cure sur place, en tant que légèrement laxatifs.

C'est, sans doute, cette action physiologique des eaux qui explique pourquoi les faits, observés par nous, ne s'accordaient pas toujours avec l'opinion généralement répandue :

Karlsbad sulfatée est indiquée dans la constipation ;

De Vichy bicarbonatée relève l'hyperchlorhydrie. En réalité Karlsbad aussi bien que Vichy, réussit à certains cas d'hypersthénie gastrique et Vichy aussi bien que Karlsbad, convient à des cas d'entérites traduites par la constipation.

Ce qui est certain c'est que Karlsbad rend de grands

services à tous les atoniques gastro-intestinaux et l'on y voit beaucoup de ces malades appartenant à la race germanique : chez eux, le régime alimentaire habituel a entraîné, par son abondance et sa composition, des troubles gastro-intestinaux et hépatiques qui seraient en rapport avec une parésie des tuniques musculeuses.

A *Vichy* appartiennent les gastropathes, dont les réactions nerveuses ont surtout besoin d'être atténuées. Son triomphe c'est l'*Hypersthénie*.

Ces différences expliquent assez mal encore le fait qu'on traite à *Karlsbad* l'*Ulcère de l'estomac* en évolution, que *Vichy* écarte jusqu'à maintenant avec soin de sa cure. Il y aurait sans doute là une question intéressante à élucider.

La distinction que nous avons établie pour les gastropathes se poursuit, semble-t-il, sur le terrain des maladies du foie.

L'une des deux eaux agit plutôt sur les éléments contractiles de la glande qu'elle excite, l'autre, plus spécialement sur l'élément nerveux dont elle calme la sensibilité.

C'est pourquoi l'on observe à *Karlsbad* des réactions violentes, tandis qu'on tend de plus en plus à *Vichy*, à faire suivre à un hépatique une cure complète, sans provoquer de crise thermale, de colique hépatique en particulier

C'est en grande partie à leur action sur le foie, qu'on doit rattacher l'heureuse influence de ces eaux sur la glycosurie.

Dans le diabète par anhépatie, mais surtout le diabète par hyperhépatie, la diminution de sucre dans les urines, indique suivant la doctrine du *professeur Gilbert*, la régulation des fonctions hépatiques. On ne voit guère à *Karlsbad* que des diabétiques gros et robustes.

Vichy attire en outre et surtout les diabétiques nerveux, qui recherchent son action sédative, et spécialement les malades si nombreux, chez lesquels l'hyperhépatie s'accompagne de sensibilité et même de douleur dans la région du foie.

Les recherches expérimentales sur l'animal et sur l'homme, ont montré que le traitement de *Karlsbad*, comme celui de *Vichy*, augmente la résistance de l'organisme à la glycosurie provoquée.

Cette résistance, serait peut-être obtenue plus rapidement par la cure de *Vichy*. Mais c'est un point qu'il serait nécessaire de vérifier : on répéterait les expériences sur des sujets soumis à des cures de plus en plus réduites, de façon à préciser le nombre de jours et la quantité d'eau nécessaire pour rendre l'organisme réfractaire à un poids déterminé de glucose. Alors on aurait un terme précis de comparaison.

Les recherches modernes, ont montré les relations qui existent, entre le foie et la diathèse arthritique, et en général toutes les maladies de la nutrition.

Ainsi s'explique naturellement que des eaux ayant sur le foie, sur le diabète, une telle efficacité thérapeutique, conviennent aussi à des affections comme la goutte, l'obésité et la gravelle.

A la gravelle, Vichy offre plus spécialement l'eau des Célestins et la source du Parc.

Cette action sur le foie et le tube digestif, cette influence sur la nutrition, rendaient les eaux de Karlsbad et de Vichy favorables à une maladie rare en France à l'état endémique, mais que les coloniaux rapportent en grand nombre des pays chauds : le Paludisme. — On en soigne beaucoup de cas à Karlsbad — mais les Paludéens sont au moins aussi nombreux à Vichy, où les eaux arsenicales et ferrugineuses sont pour ces malades, si souvent anémiés, un remède particulièrement précieux.

Le paludisme, à Vichy et à Karlsbad, pourrait offrir à soi seul un sujet de recherches des plus intéressantes.

La nécessité de porter notre attention sur les maladies qui relèvent au 1er degré des eaux bicarbonatées sodiques, nous a empêché de l'étudier suffisamment cette année.

II. — *En ce qui concerne l'usage externe des eaux*

Son développement a entraîné la création d'établissements somptueux, qui luttent entre eux de richesse, d'élégance et de confort.

Le grand établissement thermal de Vichy a l'avantage d'être plus moderne (1903) |que le Kaiserbad (1895) et d'avoir pu s'étendre sur un emplacement dont rien ne restreignait les limites.

Les installations matérielles répondent d'ailleurs
à des procédés thérapeutiques différents.

A Karlsbad : Bains de boue pour la goutte ;
Cataplasmes de boue pour les mala-
dies de foie.

A Vichy : Sans parler du « bain de Vichy » plus
employé que le bain de « Sprudel ».
La Douche-Massage est prescrite contre la
goutte et l'obésité ;
La Douche Médicale générale et locale contre les
affections hépatiques ou gastriques ;
La Douche sous-marine contre l'obésité et les
affections hépatiques ou gastriques.

III. — *A côté de l'usage des eaux, la thérapeutique*
doit considérer, **les régimes alimentaires et l'hygiène.**

Nous avons vu comment on devait envisager la
question des régimes : à *Karlsbad* où la physiologie des
eaux les rendait nécessaires et à *Vichy* où sans qu'ils
soient indispensables on vient de les organiser.

Les services essentiels de l'hygiène sont également
assurés dans les deux stations. Mais l'organisation
administrative de *Karlsbad*, où toute l'autorité appartient
à une seule direction, a joué certainement un rôle très
important dans l'essor de la station bohémienne, tandis

que l'on regrette à *Vichy* de voir l'initiative de la compagnie fermière trop souvent limitée par des considérations étrangères au point de vue médical.

En résumé et pour n'envisager, *que* les indications communes aux deux stations.

Karlsbad possède des eaux qui exercent une action énergique et obtiennent les meilleurs résultats sur des individus robustes, à système nerveux calme.

Les eaux de *Vichy*, ont une action puissante mais progressive, plus variée aussi, ce qui les rend utiles à des classes très diverses de maladies et de malades.

Vichy est ainsi la grande ressource des affaiblis, des anémiés et surtout des nerveux, des surmenés de la vie cérébrale et mondaine.

Ils y trouvent, avec la thérapeutique physique et le repos moral, le charme des distractions qui, prises avec mesure, sont un adjuvant précieux dans le traitement de maladies liées plus ou moins à la neurasthénie.

TABLE DES MATIÈRES

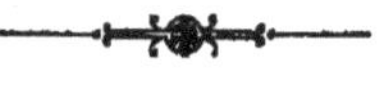

IMPRIMERIE JULES CÉAS & FILS. — VALENCE & PARIS